U0303744

疾病医疗考古初探

新疆青铜时代至早期铁器时代

张 弛 著

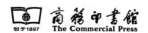

商务印书馆
The Commercial Press
创于1897

图书在版编目（CIP）数据

疾病医疗考古初探：新疆青铜时代至早期铁器时代 / 张弛著. — 北京：商务印书馆，2022
ISBN 978-7-100-21575-6

Ⅰ. ①疾… Ⅱ. ①张… Ⅲ. ①疾病－研究－中国－古代 Ⅳ. ①R2

中国版本图书馆CIP数据核字（2022）第151401号

疾病医疗考古初探：
新疆青铜时代至早期铁器时代

张 弛 著

商 务 印 书 馆 出 版
（北京王府井大街36号　邮政编码 100710）
商 务 印 书 馆 发 行
北京兰星球彩色印刷有限公司印刷
ISBN 978－7－100－21575－6

2022年10月第1版　　　开本 880×1230　1/32
2022年10月第1次印刷　　印张 8

定价：68.00 元

本书获国家自然科学基金青年项目（41901163）、华南师范大学哲学社会科学优秀学术著作出版基金资助

绪　论

一、地理概况

新疆，古称"西域"，位于中国西北部、欧亚大陆腹地，坐标东经 73°40′—96°18′，北纬 34°25′—48°10′，面积 166.6 万平方千米，与蒙古、俄罗斯、哈萨克斯坦、吉尔吉斯斯坦、塔吉克斯坦、阿富汗斯坦、巴基斯坦、印度接壤。新疆地形呈"三山夹两盆"格局，北部为阿尔泰山脉，中部为天山山脉，南部为昆仑山系；北疆准噶尔盆地与南疆塔里木盆地位于其间。（图 I.1）[1]

（一）阿尔泰山

阿尔泰山脉，古称"金山"，山体呈西北—东南向，斜跨中国、哈萨克斯坦、俄罗斯、蒙古，绵延 2000 余千米。中国境内阿尔泰山属于中段南坡，山体长 500 余千米，海拔 1000—3000 米，主要山脊高度在 3000 米以上，北部最高峰友谊峰，海拔 4374 米。阿尔泰山脉在新疆境内自西向东逐渐降低，山体逐渐变窄[2]。高山地带分布有 1500 余条现代冰川，覆盖面积约 648 平方千米，是中国最北端的现代冰川分布区。

---

[1]　全书图集中放在正文后"图版"部分。
[2]　郑度主编：《中国自然地理总论》，文物出版社 2015 年版，第 656—663 页。

阿尔泰山地貌垂直分带明显，由高到低为：现代冰雪作用带，海拔 3200 米以上，以友谊峰、奎屯峰为中心，发育有山谷冰川、冰斗冰川、悬冰川；霜冻作用带，海拔 2400—3200 米，古冰蚀地形清晰，积雪期长达 8 个月，以寒冻风化为主；侵蚀作用带，海拔 1500—2400 米，以流水切割为主；干燥剥蚀作用带，在海拔 1500 米以下。土壤由高到低，主要分布有冰沼土、高山草甸土、亚高山草甸土、生草灰化土、灰色森林土、黑钙土、栗钙土、棕钙土等[①]。

阿尔泰山区属大陆性气候，由于亚洲高压区的影响，冬季漫长酷寒，夏季短暂凉爽。阿尔泰山年均温度为 0℃，7 月高山雪线以下平均温度为 15—17℃，冬季最低气温-62℃。丘陵地带 1 月平均气温-14℃，东部山谷-32℃，而在平原草原地带，气温可降至-60℃。阿尔泰山区有广阔的永久冻土带，存在古代冻土墓葬的可能性。

阿尔泰山区位于干旱、半干旱荒漠地带，西风环流输送来大西洋水汽，顺额尔齐斯河谷地和斋桑谷地长驱直入，向北遇山体后抬升，降水较为丰富，降水量随海拔升高而递增，大体趋势为由西向东递减，冬夏多，春秋少。一般情况下，低山区年降水量 200—300 毫米，高山区可达 600 毫米以上；降雪多于降雨，且积雪时间随高度增加而延长，中高山积雪期达 6—8 个月，低山区为 5—6 个月，雪线海拔约 2800 米，是我国雪线最低的区域。

阿尔泰山沿线河流密布，径流量最大的河流是额尔齐斯河与乌伦古河。额尔齐斯河是我国境内唯一注入北冰洋的河流，其疆内流域面积达 5 万平方千米，河长 546 千米；河水主要源自降水、积雪融水和冰川，年均径流量 100 多亿立方米，占阿尔泰山区地表总径流量的

---

① 伊犁哈萨克自治州地方志编纂委员会编：《伊犁哈萨克自治州志》，新疆人民出版社 2004 年版，第 53—55 页。

89%。乌伦古河全长 725 千米，由大青格里河、小青格里河、查干郭勒和布尔干河四大支流组成，最终汇入乌伦古湖，流域面积约 2.2 万平方千米，年均径流量 11 亿立方米，主要源自积雪融水，是准噶尔盆地最大的内陆河。[1]

（二）天山

天山山脉东起新疆哈密星星峡，西至哈萨克斯坦、吉尔吉斯斯坦和乌兹别克斯坦交界处的帕米尔之巅，全长 2500 余千米，南北均宽 250—350 千米，最宽处 800 千米。天山在新疆境内东西绵延 1700 余千米，将新疆划分为地理上的南、北疆，山地平均海拔约 4000 米，与塔里木盆地和准噶尔盆地形成巨大的高程差。

北天山全长 1300 余千米，以乌鲁木齐—吐鲁番一线划分为东西两段。西段由阿拉套山、别珍套山、科古琴山、博罗科努山、依连哈比尔尕山、天格尔山组成，最高峰河源峰海拔 5289 米。东段由博格达山、巴里坤山、喀尔里克山、梅新乌拉山组成，平均海拔 3500 米，最高峰为博格达峰，海拔 5445 米。

中天山长约 800 千米，自西向东为乌孙山、比奇克山、那拉提山、艾尔宾山、阿拉沟山、觉罗塔格山，平均海拔 3000 米，最高峰艾尔宾山，海拔 4835 米。

南天山西起克孜勒苏河源，东到博斯腾湖，全长 1100 余千米，以"天山之父"汗腾格里峰为界分为两段，以西是阔克沙勒山、麦丹塔乌山、科克同套山、阿赖山等；以东为哈尔克塔乌山、科克铁克山、霍拉山、库鲁克塔格山。南天山最高峰托木尔峰是天山最高峰，海拔 7435.5 米。南天山东段库鲁克塔格山是天山海拔最低段，最高峰

---

[1]　阿勒泰地区地方志编纂委员会编：《阿勒泰地区志》，新疆人民出版社 2004 年版，第 175 页。

只有 3000 余米, 大部分山体在 1000—2000 米间, 与周围的高程差不足 300 米, 类似于丘陵。[1]

天山山体东西横亘, 形成南北两侧明显的气候差异。天山北麓博乐、乌苏、呼图壁、乌鲁木齐、奇台一线, 海拔 400—700 米, 年均温度 4—7℃, 无霜期 155—190 天; 天山南麓喀什、阿克苏、库车至库尔勒一线, 海拔在 900—1300 米, 年均气温 10—12℃, 无霜期 200—250 天。伊犁河谷伊宁、新源、特克斯一线, 海拔 600—900 米, 北有博罗科努山阻挡寒流, 南有哈尔克塔乌山阻隔热浪, 年均气温约 8℃, 无霜期 160 天, 四季温和湿润。[2]

天山山地夏季温度受海拔影响而变化。平均海拔每升高 1000 米, 气温会下降 6℃。在冬季, 受逆温层作用的影响, 山地比平原更温暖。在天山北坡, 海拔每升高 1000 米, 气温会增加 3—5℃, 逆温层最大厚度可达 3000 米, 持续 4—5 个月。天山南坡逆温层厚度不足 1500 米, 且存在时间极短, 因此逆温层效应并不显著。[3]

天山沿线有许多山间盆地。北部有赛里木湖盆地、艾比湖盆地、达坂城盆地、巴里坤盆地等; 中部有伊犁盆地、昭苏盆地、巩乃斯谷地、尤勒都斯盆地、焉耆盆地、库米什盆地、吐鲁番盆地、哈密盆地; 南部为拜城盆地、乌什谷地、喀拉峻盆地。

根据海拔的不同, 盆地可分为高位、中位、低位三大类[4]:

---

① 张弛:《明月出天山 —— 新疆天山走廊的考古与历史》, 商务印书馆 2018 年版, 第 5— 8 页。

② 伊犁哈萨克自治州地方志编纂委员会:《伊犁哈萨克自治州志》, 新疆人民出版社 2004 年版, 第 58 页。

③ 后藤健:《用地理信息系统看新疆史前时代遗址的分布》, 载吐鲁番学研究院:《吐鲁番学研究 —— 第三届吐鲁番学暨欧亚游牧民族的起源与迁徙国际学术研讨会论文集》, 上海古籍出版社 2010 年版, 第 275 页。

④ 张弛:《明月出天山 —— 新疆天山走廊的考古与历史》, 商务印书馆 2018 年版, 第 5— 8 页。

（1）高位盆地，海拔多在 2000 米以上，气候湿凉，是重要的游牧区域。如尤勒都斯盆地，平均海拔 2400—2600 米，年均气温-4.7℃，最低气温-46℃，全年半数月平均气温在 0℃ 以下，因此有"冷库"之称。

（2）中位盆地，海拔在 1000—1800 米间，气候适中，属农牧共生带。如焉耆盆地海拔 1047—1200 米，年均气温 8.5℃，最冷月均气温-11.2℃，最热月均气温 23.2℃，冷热温差大，有利于光合作用的生成。焉耆盆地冬季严寒，春季回温迅速，夏季气候温和，秋季气温下降明显，是南北气温的过渡带。

（3）低位盆地，海拔较低，温暖干燥，土地肥沃，适宜农业和畜牧业。例如吐鲁番盆地，位于博格达山和觉罗塔格山之间，四面封闭，中间低凹，地表辐射热量难以散发，年均降水量稀少（约 16 毫米），极端高温 47.8℃，无霜期长达 210 天，故有"火州"之称。

天山的降水主要来自大西洋、北冰洋的湿润气流，经准噶尔盆地西部和伊犁河谷到达各地。水汽沿山地向东移动，大部最终逐渐散失；少量水汽则沿坡地爬升，翻过隘口进入山区，形成冷凝降水。山区年均降水约 987 亿立方米，占全疆年降水量的 40.6%。山区降水呈现"西段多于东段，北坡高于南坡"的特点。伊犁河谷朝西开口，西来水汽容易进入谷底，形成大量降水。而吐鲁番盆地四面封闭，水汽极难进入，是天山沿线降水最少的地区，年均降水量不足 20 毫米，其中托克逊年均降水量仅为 7.0 毫米。

新疆天山沿线的河流总数为 373 条，另有山泉 160 余处。天山沿线径流量约为 474 亿立方米，径流量最大的河流为伊犁河、阿克苏河、开都河和玛纳斯河。沿线河流主要源自冰川融水，共有冰川 15953 条，总面积 15416.41 平方千米，总储水量 1048.247 立方千米。

因此，冰川融水是天山沿线重要的水源补给[①]。

（三）昆仑山

昆仑山，古称"昆仑虚"，是中国西部山系的主干，西起帕米尔高原，横贯新疆、西藏，东抵青海黄河源头，全长约 2500 千米，平均海拔 5500—6000 米，宽 130—200 千米，总面积 50 余万平方千米，号称"万山之祖"。新疆境内的昆仑山系主要属于西段和中段。

西段东起和田地区皮山县新藏公路赛图拉，东至乌孜别里山口，包括明铁盖、红其拉甫及康西瓦等重要隘口。昆仑山西段有海拔 7000 米以上山峰 3 座（公格尔峰 7649 米、公格尔九别峰 7530 米、慕士塔格峰 7509 米），6000 米以上山峰 7 座，平均海拔 5500—6000 米。受地势制约，降水量整体偏低，河谷年均降水量仅 25—30 毫米，雪线附近约 300 毫米，一般北坡降水量大于南坡。塔什库尔干谷地气候相对温和，海拔 3100—3900 米，为高位沼泽化草甸，年均气温 3℃，年降水量约 70 毫米，主要河流为叶尔羌河、塔什库尔干河，靠冰雪融水补给，是塔里木河的重要源头之一。

中段西起新藏公路赛图拉，东至车尔臣河九个达坂间，包括克里雅和喀拉米兰山口等连接新疆与西藏的重要通道。昆仑山中段海拔 6000 米以上的山峰有 8 座（乌孜塔格 6254 米、慕士山 6638 米、琼木孜塔格 6920 米），平均海拔 5000—5500 米，北坡雪线 5100—5800 米，主要河流为喀拉喀什河、玉龙喀什河、克里雅河、尼雅河与安迪尔河，河流两岸分布有成片的绿洲及胡杨林，出产玉石、黄金，且末、精绝、于阗等西域文明均分布于这一区域。[②]

---

① 胡汝骥：《中国天山自然地理》，中国环境科学出版社 2004 年版，第 130 页。
② 郑度主编：《喀喇昆仑山——昆仑山地区自然地理》，科学出版社 1999 年版，第 57—86 页。

昆仑山山地为高寒荒漠，植被稀少。海拔 2700 米以下的前山及中山带为合头草荒漠，主要植被为昆仑蒿；海拔 2700—3000 米为紫花针茅为主的山地草原，坡地阴面见雪岭云杉构成的山地森林草原；3100—3900 米为灌木荒漠和冰碛丘陵，多见麻黄等植被；海拔 4000 米以上为高寒荒漠，见驼绒藜等耐寒耐旱植物；4500—5500 米为高寒半灌木荒漠，植被分布为刺矶松、高寒棘豆等；海拔 5500 米以上为寒冻风化带和高山冰雪带。

二、历史背景

早在旧石器时代晚期，新疆和布克赛尔县骆驼石、塔什库尔干县吉日尕勒、吐鲁番市交河台地、吉木乃县通天洞等遗址已有古人类活动的踪迹。目前新疆已知最早的人类遗骸出土于克孜勒苏柯尔克孜自治州阿图什市境内，头骨长 117.5 毫米，宽 123 毫米，重 443.5 克，骨壁较厚，眉弓较发达，眼眶上缘圆钝厚实，死者为青年男性，兼具蒙古利亚与欧罗巴人种特征，距今 1 万余年，学界称"阿图什人"，现藏新疆维吾尔自治区博物馆，未做古 DNA 检测。（图 I.2）

年代较晚的细石器遗址较多，如七角井、三道岭、卡尔桑、七城子、迪坎儿、沙土梁、柴窝堡湖等[1]。这一时期的细石器以刮削器、尖状器及细石叶为主，各遗址的采集数量较多。新疆地区细石器的使用年代跨度较大，从旧石器时代晚期至早期铁器时代均在沿用。如古墓沟墓地 78LQ 2M 30 出土男性的骶骨中，发现一枚穿刺于骨缝中的燧石箭镞[2]。此外，在切木尔切克墓地、穷科克遗址、塔尔巴斯陶遗址、艾

---

① 张弛：《明月出天山——新疆天山走廊的考古与历史》，商务印书馆 2018 年版，第 22 页。
② 王炳华：《古墓沟》，新疆人民出版社 2014 年版，第 128 页。

丁湖墓地、乌拉泊墓地、柴窝堡墓地均发现过类似的细石器箭镞。[①]

公元前第三千纪，随着东西方文化的交流与传播，原始农业、彩陶、畜牧业及金属冶炼已在新疆地区出现[②]。起源于我国北方的粟、黍以及美索不达米亚地区的麦属作物在新疆相遇。考古发现表明，这一时期存在石锄、石磨棒、马鞍形石磨盘、石臼、石杵等石制工具，陶罐被用于烹饪和储藏食物。青铜时代的考古学遗存主要有切木尔切克文化、天山北路文化、四道沟文化、洋海墓地一期、萨恩萨伊墓地一期、小河文化、萨孜-穷科克下层文化、阿敦乔鲁遗址及墓地、新塔拉遗址、尼雅北部遗址、阿克塔拉遗址、流水墓地等，与周边地区的四坝文化、奥库涅夫（Okunev）文化、阿凡纳羡沃（Afanasievo）文化、安德罗诺沃（Andronovo）文化、塞伊玛-图宾诺（Seima-Turbino）文化、楚斯特（Chust）文化等，存在密切的文化交流[③]。这一时期最为典型的是"阿尕尔生型"青铜器，包括铜镰、铜刀、管銎斧、铜锛、直銎铜锤、铜凿等工具[④]。在尼勒克县吉仁台沟口遗址一处房址中，还发现石范、铜渣，以及大量的炭渣和煤灰，是我国境内已知最早的煤炭用火遗迹[⑤]。

进入早期铁器时代，新疆的考古学文化呈现出逐步趋同的特征，主要有焉布拉克文化、苏贝希文化、穷科克上层文化、察吾乎文化、

---

① 王炳华：《西域考古文存》，兰州大学出版社 2010 年版，第 68 页。

② 据报道，2020 年吉木乃县通天洞遗址出土一件锡青铜管残件，结合同层位小麦的碳十四数据，年代约为公元前 3000 年，这是目前新疆已知最早的青铜器。详见于建军：《文脉流传数万年 —— 新疆吉木乃县通天洞遗址考古发掘收获》，《文物天地》2021 年第 7 期，第 8—14 页。

③ 邵会秋：《新疆史前时期文化格局的演进及其与周邻文化的关系》，科学出版社 2018 年版，第 355—368 页。

④ 李溯源：《伊犁河谷阿尕尔森类型青铜器》，载《边疆考古研究（第 16 辑）》，科学出版社 2015 年版，第 99—110 页。

⑤ 袁晓、罗佳明、阮秋荣：《新疆尼勒克县吉仁台沟口遗址 2019 年发掘收获与初步认识》，《西域研究》2020 年第 1 期，第 120—125 页。

扎滚鲁克文化、香宝宝文化等，与周边地区的沙井文化、卡约文化、塞克（Sakā）文化、斯基泰（Scythian）文化、卡拉苏克（Karasuk）文化、萨尔马泰（Sarmatian）文化、萨尔玛提亚（Sarmatian）文化等联系密切[①]。在我国先秦文献《山海经》《穆天子传》《管子》中，记录了"一目国""禺知""西王母"等西域人群。《史记》有"塞种""乌揭""月氏""乌孙""匈奴"等民族的记载。汉文史料记录的一次民族大迁徙，发生在公元前3世纪末[②]。据《史记》载，公元前203年前后，匈奴崛起于蒙古高原，东灭东胡，西破月氏，月氏丧失霸主地位，向西迁徙。汉文帝前元四年（前176年），匈奴攻击月氏，使其兵败西遁，楼兰、乌孙、呼揭等西域二十六国归属匈奴。此役后，月氏主体部众西迁伊犁河流域，史称"大月氏"；残部退保祁连山中，史称"小月氏"。

西迁大月氏部众在伊犁河流域击败塞种，迫使塞王率众南越"悬度"（今兴都库什山）。此后，大月氏占据伊犁河流域及周边地区。公元前174—前161年间（另说为前139—前129年），匈奴联合乌孙攻击月氏，杀死月氏王。由于无力抵抗匈奴与乌孙联军，大月氏再度迁徙，最终进入妫水（阿姆河）与药杀水（锡尔河）流域，征服当地大夏人，控制了今中亚乌兹别克斯坦至阿富汗的广大区域[③]。

继大月氏人之后，乌孙控制伊犁河流域。乌孙与大月氏类似，曾是游牧于"敦煌、祁连之间"的"草原行国"。公元前176年，匈奴单于冒顿击败月氏，继而引发一系列的迁徙浪潮。在这场动荡中，乌

---

① 郭物：《新疆史前晚期社会的考古学研究》，上海古籍出版社2012年版，第358—388页。
② 张弛：《公元前一千纪新疆伊犁河谷墓葬的考古学研究》，科学出版社2021年版，第30页。
③ 〔日〕小谷仲男：《大月氏：寻找中亚谜一样的民族》，王仲涛译，商务印书馆2017年版，第50—63页。

孙未能幸免，首领难兜靡被杀，部众逃散。冒顿收养难兜靡之子猎骄靡，将其抚养成人。《史记·大宛列传》载："而（乌孙）昆莫生，弃于野。乌嗛肉蜚其上，狼往乳之。（匈奴）单于怪以为神，而收长之。"[1] 类似神话亦出现在《北史·突厥传》的记载中。成年后的猎骄靡协助匈奴击败大月氏。乌孙强大后，猎骄靡不愿附庸匈奴，召集旧部迁徙到伊犁河流域。

匈奴为加强统治，在西域设官置守，派军驻扎。"匈奴西边日逐王置僮仆都尉，使领西域，常居焉耆、危须、尉犁间，赋税诸国，取富给焉"。"僮仆都尉"是匈奴管理西域的职官，负责监督"诸国"，收取赋税，受日逐王节制。僮仆，即"奴仆"之意。僮仆都尉的设置，反映出匈奴对西域诸地的控制。《汉书·西域传》载："西域诸国大率土著，有城郭田畜，与匈奴，乌孙异俗。"颜师古注曰："言著土地而有常居，不随畜牧移徙也。"[2] 即绿洲地区处于一种定居状态。"有城郭"是指塔里木盆地周缘人群以绿洲为中心，筑城建郭，形成城邦。定居民众以农耕为主，兼事畜牧。与绿洲"城郭"不同，天山、阿尔泰山游牧人群（如匈奴、乌孙等），社会经济以畜牧生产为主，逐水草迁徙而居，故称"行国"。由于新疆特殊的地理环境，诸绿洲多被沙漠、戈壁和高山阻隔，形成分散、闭塞与割据的局面，故史籍载："各有君长，兵众分弱，无所统一。"

公元前 119 年，张骞再度出使西域，欲与乌孙结盟。但乌孙首鼠两端，立场摇摆。武帝元封六年（前 105 年）和太初四年（前 101 年），江都王女细君与楚王孙女解忧先后赴乌孙和亲。公元前 101 年，汉朝与乌孙约定，一起攻打大宛，但乌孙仅派两千骑策应李广利伐大

---

① 《史记·大宛列传》，中华书局 1963 年版，第 3168 页。
② 《汉书·西域传》，中华书局 1964 年版，第 3168 页。

宛，采取观望态度，"持两端，不肯前"。武帝元封年间，汉军在胘雷屯田，开西域屯田之始。[①]《集解》与《汉书音义》指出："胘雷，地名，在乌孙北。"《汉书·西域传》载，乌孙经济形态"不田作种树，随畜逐水草"[②]。新疆出土汉晋铁犁铧印证了西域屯田的历史事实[③]，开创了中原王朝"耕战并举"的治疆方略[④]。

公元前86年，汉昭帝继位。为抵御匈奴侵扰，巩固边防，昭帝采纳桑弘羊之言，在轮台以东渠犁一带屯田，并派遣扜弥太子赖丹为校尉，"益通沟渠，种五谷，与中国同时熟"[⑤]。此举引起匈奴及龟兹的仇视，"赖丹本臣属吾国，令佩汉印绶来迫吾国而田，必为害"[⑥]。此后，汉与匈奴在西域展开了一系列争夺。公元前77—前74年，匈奴遣使乌孙，索要解忧为质，并发兵占领"车延""恶师"。解忧向汉求救，宣帝派常惠出使乌孙，商议讨伐之事。汉军出动15万骑，乌孙出动5万骑，分道夹击匈奴，最终大获全胜，匈奴"衰耗"，"怨乌孙"。公元前71年，常惠使乌孙赏赐有功者，借兵乌孙讨伐龟兹，以报残害屯田士卒之仇。龟兹王绛宾缚贵人姑翼至常惠处，"惠斩之而还"。公元前66年，解忧之女弟史与龟兹王绛宾成婚，并入朝觐见，汉赐印绶。

由于西汉的连续打击及匈奴内斗，宣帝时期匈奴已开始衰落。神爵二年（前60年），匈奴日逐王降汉，僮仆都尉不复存在，西域交通

---

① 《汉书·西域传》，中华书局1964年版，第2913页。
② 《汉书·西域传》，中华书局1964年版，第3901页。
③ 王明哲、王炳华：《乌孙研究》，新疆人民出版社1983年版，第18页。新疆维吾尔自治区文物事业管理局：《新疆历史文明集萃》，新疆美术摄影出版社2009年版，第117页。王炳华：《新疆农业考古概述》，《农业考古》1983年第1期，第108页。
④ 张弛：《两汉西域屯田的相关问题——以新疆出土汉代铁犁铧为中心》，《贵州社会科学》2016年第11期，第70—75页。
⑤ 《汉书·西域传》，中华书局1964年版，第3912页。
⑥ 《汉书·西域传》，中华书局1964年版，第3916页。

已为汉朝控制。西汉在轮台设置西域都护府管辖天山南北，治所乌垒城，郑吉为首任都护行使任免权，"自译长、城长、君、监、吏、大禄、百长、千长、都尉、且渠、当户、将、相至侯、王皆佩汉印绶，凡三百七十六人"[①]。

公元前 57—前 54 年，乌孙内乱，叛军围困赤谷城数月，都护郑吉发兵解围。公元前 53 年，汉破羌将军辛武贤与常惠率军至敦煌郡，欲讨伐乌孙。宣帝召冯嫽回长安，欲了解西域形势。公元前 52 年，常惠第五次出使乌孙，率领三校尉及汉军屯田于赤谷城。《汉书·西域传》载："后乌就屠不尽归诸翕侯民众，汉复遣长罗侯惠将三校屯赤谷，因为分别其人民地界，大昆弥户六万余，小昆弥户四万余，然众心皆附小昆弥。"[②] 在赤谷城屯田期间，汉军与乌孙歙侯曾爆发军事冲突。《汉书·辛庆忌传》载："辛庆忌字子真，少以父任为右校丞，随长罗侯常惠屯田乌孙赤谷城，与歙侯战，陷陈（阵）却敌。"[③]

公元前 51 年，大昆弥元贵靡病死，其子星靡立，解忧与其孙及冯嫽等返回长安。次年，冯嫽返回乌孙，辅佐星靡，赐乌孙贵人"大禄""大吏""大监"等职务，授金印紫绶。匈奴郅支单于遣使乌就屠，意欲联合抗汉。乌就屠得知呼韩邪归汉，杀郅支使者向汉示好。郅支击败乌就屠，占领乌揭、坚昆、丁零、康居等地，并数度围攻赤谷城。公元前 36 年，西域都护甘延寿、副校尉陈汤率领汉、乌孙及西域联军诛杀郅支，清除匈奴势力。

---

① 余太山先生认为"西域"的概念"最可能形成于西汉开展西域经营之前"，当时为匈奴冒顿单于征服的西部地区，此名称源于匈奴人的称呼；以后为汉人所沿用。参见余太山：《两汉魏晋南北朝正史西域传研究》，中华书局 2003 年版，第 95—97 页。余太山：《两汉魏晋南北朝正史西域传要注》，中华书局 2005 年版，第 59—61 页。

② 《汉书·西域传》，中华书局 1964 年版，第 3907 页。

③ 《汉书·赵充国辛庆忌传》，中华书局 1964 年版，第 2996 页。

公元 8 年，王莽篡汉立新，将归顺汉朝的匈奴、西域诸"王"降为"侯"，引发局势动荡。公元 13 年，乌孙大小昆弥遣使长安，王莽让小昆弥使坐于大昆弥使之上。大臣满昌指出，大昆弥与汉有姻亲，地位应更尊贵。此举引发王莽不满，罢免满昌。西域诸地知中原易帜，遂发动叛乱，都护但钦遇害，西域大乱。此后中原战乱迭起，无暇西顾。

公元 25 年，东汉建立。光武帝刘秀以内地初定，"不遑外顾"为由，拒绝复通西域。公元 48 年，匈奴内乱，分裂为南、北两部。东汉复通西域，始于明帝永平十六年（73 年）。《后汉书·西域传》载：永平十六年，汉军北征匈奴，夺伊吾卢地（今新疆哈密），"置宜禾都尉以屯田"[1]。永平十七年，汉军破车师，复置西域都护和戊己校尉。戊己校尉耿恭向乌孙"使赍金帛，迎其侍子"[2]。

公元 78 年，班超率疏勒、康居、于阗和拘弥联军攻破姑墨石城。永元二年（90 年），月氏副王谢率兵七万越葱岭进攻班超，最终无功而返。班超任西域都护，徐幹为西域长史，龟兹、姑墨和温宿再度归汉。龟兹侍子白霸返回龟兹，为龟兹王。班超移居龟兹它乾城，徐幹屯驻疏勒。班超发龟兹、鄯善联军讨伐焉耆，生擒焉耆王广、尉犁王泛等，皆斩于陈睦战殁之地。班超改立左侯元孟为焉耆王，"西域五十余国悉皆纳质内属焉"。

除传世文献外，新疆所见汉代碑刻也记录了重要的历史信息。如哈密发现的任尚碑、裴岑纪功碑和焕彩沟碑，记录了汉朝治理西域的相关情况。据裴岑纪功碑载：汉永和二年（137 年），敦煌太守裴岑率军"克敌全师"，斩杀北匈奴呼衍王。东汉与匈奴的最后一次战争

---

① 《后汉书·西域传》，中华书局 1973 年版，第 2909 页。
② 《后汉书·耿弇传》，中华书局 1973 年版，第 720 页。

发生在东汉桓帝元嘉元年（151 年），敦煌太守司马达率 4000 人马进入蒲类海（今巴里坤湖附近），北匈奴不敢接战，闻讯退去。另外，拜城县黑英山乡发现的汉永寿四年（158 年）"刘平国治关城诵"石刻，也反映出汉人在龟兹屯田驻守的情况。

大将军窦宪击破北匈奴，单于逃往乌孙。鲜卑转徙匈奴故地，匈奴留守者十余万落，皆自号鲜卑。公元 2 世纪，檀石槐统一鲜卑诸部，"南钞汉边，北拒丁令，东却夫余，西击乌孙，尽据匈奴故地，东西万二千余里，南北七千余里，罔罗山川、水泽、盐池甚广。"① 公元 166 年，鲜卑分裂为三部，右北平以东至辽东，接扶余、濊貊二十余邑为东部；右北平以西至上谷十余邑，为中部；上谷以西至敦煌、乌孙二十余邑，为西部，"各置大人主领之，皆属檀石槐"。②

公元 3 世纪，晋与鲜卑在西域爆发冲突。《晋书·武帝纪》载：咸宁元年六月（275 年），西域戊己校尉马循讨叛鲜卑，"大破之，斩其渠帅"③。咸宁二年秋，鲜卑阿罗多部寇边，"西域戊己校尉马循讨之，斩首四千余级，获生九千余人，于是来降"。魏晋时期，戊己校尉驻守吐鲁番盆地，以防鲜卑深入天山以南区域。

公元 317 年，拓跋鲜卑"西兼乌孙故地，东吞勿吉以西"④。至什翼键时期，拓跋鲜卑"东自秽貊，西及破洛那"，势力已达费尔干纳盆地。余太山认为，公元 4 世纪穿越阿尔泰山迁入索格底亚那（Sogdiana）的嚈哒人（Hephthalite），即西迁的乙弗鲜卑，而进入欧洲的匈人（Huns）也与拓跋部的扩张有关。⑤

---

① 《三国志·鲜卑传》，中华书局 1964 年版，第 836 页。
② 《后汉书·乌桓鲜卑列传》，中华书局 1973 年版，第 2989 页。
③ 《晋书·帝纪》，中华书局 1974 年版，第 65 页。
④ 《魏书·帝纪》，中华书局 1974 年版，第 9 页。
⑤ 余太山：《匈奴、鲜卑与西域关系述考》，《西北民族研究》1989 年第 1 期，第 171 页。

与此同时，悦般在乌孙北部兴起。《魏书·西域传》载，悦般乃匈奴旧部，明帝时汉屡败匈奴，其残部由阿尔泰山进入伊犁河流域，老弱病残滞留龟兹北部，与乌孙小昆弥部融合，形成悦般。悦般"地方数千里，众可二十余万。凉州人犹谓之'单于王'。其风俗言语与高车同，而其人清洁于胡。俗剪发齐眉，以醍醐涂之，昱昱然光泽，日三澡漱，然后饮食"。① 有学者认为，昭苏县波马"黄金大墓"即属于悦般遗存。

荷兰学者许理和（E. Zürcher）指出，西汉通过屯田举措，推行中原式的密集型农业灌耕模式，使西域经济出现飞跃式发展，绿洲地区出现人口大爆炸，居民数量平均增长了 5 倍，进而促使当地经济力量不断增强，使新疆成为中古时期东西方文明的汇聚之地。②

三、考古资料

本书所涉考古材料为已公布资料，按地理单元分为东天山、中天山、西天山、帕米尔高原、阿尔泰山、昆仑山 6 个区域。

（一）东天山

1. 哈密地区

（1）艾斯克霞尔墓地

墓地位于哈密市五堡乡西南约 30 千米南湖戈壁深处，坐标东经 92°34′58″，北纬 42°44′26″，海拔 136 米。1999 年 11 月，新疆文

---

① 《魏书·西域传》，中华书局 1974 年版，第 2268 页。
② 〔荷〕许理和：《汉代佛教与西域》，吴虚领译，载任继愈：《国际汉学》第二辑，大象出版社 1998 年版，第 292—308 页。

物考古研究所、哈密地区文物管理所对其进行抢救性发掘，共发掘墓葬 32 座，年代为青铜时代至早期铁器时代。[①]

（2）焉不拉克墓地

墓地位于哈密市西北 60 千米三堡乡西北一处土岗上。1957 年，黄文弼在此发掘墓葬 14 座。1986 年 4—5 月，新疆大学历史系文博干部专修班在此发掘墓葬 76 座，年代为青铜时代至早期铁器时代。[②]

（3）五堡墓地

墓地位于哈密市五堡乡西北 1000 米处的台地上，紧邻干涸的古河床，四周为戈壁，海拔 552 米，气候干热少雨。1978 年和 1986 年，新疆文物考古研究所共发掘墓葬 112 座，年代为青铜时代至早期铁器时代。[③]

（4）黑沟梁墓地

墓地位于哈密地区东天山北麓巴里坤盆地东部一处坡地上。1993—1994 年，新疆文物考古研究所对黑沟梁Ⅰ号墓地 52 座墓、Ⅱ号墓地 6 座墓和Ⅲ号墓地 6 座墓进行考古发掘，年代为早期铁器时代。[④]

（5）东黑沟墓地

墓地位于巴里坤县石人子村南巴里坤山北麓，又称石人子沟墓地，坐标北纬 43°31′12.8″—43°34′28.9″，东经 93°13′44.8″—93°16′49.1″。1957 年，由新疆维吾尔自治区文管会发现。1958 年，

① 新疆文物考古研究所、哈密地区文物管理所：《新疆哈密市艾斯克霞尔墓地的发掘》，《考古》2002 年第 6 期，第 30—41 页。

② 新疆维吾尔自治区文化厅文物处、新疆大学历史系文博干部专修班：《新疆哈密焉不拉克墓地》，《考古学报》1989 年第 3 期，第 325—361 页。

③ 新疆文物考古研究所：《哈密五堡墓地 151、152 墓葬》，《新疆文物》1992 年第 3 期，第 1—10 页。

④ 新疆文物考古研究所、哈密地区文物管理所：《哈密—巴里坤公路改线考古调查》，《新疆文物》1994 年第 1 期，第 5—12 页。

中国科学院考古研究所新疆考古队与新疆维吾尔自治区博物馆在此调查。1981 年，新疆维吾尔自治区博物馆文物队与哈密地区文物管理所在此复查。2005 年 7—9 月，西北大学在哈密地区文物局、巴里坤县文物管理所协助下，对遗址及其周边墓地进行调查，发现石筑高台 3 座、石围居址 140 座、墓葬 1666 座、岩画 2485 幅。2006—2007 年，西北大学和新疆文物考古研究所对其进行发掘，共清理石筑高台 1 座、石围居址 4 座、墓葬 12 座，年代为早期铁器时代。[①]

（6）拜其尔墓地

墓地位于伊吾县吐葫芦乡拜其尔村南一处戈壁台地上，南北长 1000 米，宽约 500 米，共有墓葬 500 余座。2004 年 10—11 月，新疆文物考古研究所与哈密地区文物局对其进行抢救性发掘，清理墓葬 40 余座，年代为早期铁器时代。[②]

2. 吐鲁番地区

（1）加依墓地

墓地位于吐鲁番市亚尔乡加依村南 3000 米处的戈壁台地上。2013 年底至 2014 年初，吐鲁番学研究院、新疆文物考古研究所联合进行考古发掘，共清理墓葬 217 座，年代为早期铁器时代。[③]

（2）胜金店墓地

墓地位于吐鲁番市东 40 千米胜金乡胜金店村南郊一处山前坡地上。2007 年 10 月和 2008 年 4 月，吐鲁番学研究院对其进行发掘，共

---

① 新疆文物考古研究所等：《2006 年新疆巴里坤东黑沟遗址发掘》，《新疆文物》2007 年第 2 期，第 32—60 页。
② 吉林大学边疆考古研究中心、新疆文物考古研究所：《新疆哈密拜其尔墓地出土古代人类体质特征初步研究》，载吉林大学边疆考古学研究中心：《边疆考古研究》第九辑，科学出版社 2010 年版，第 258—270 页。
③ 吐鲁番学研究院、新疆文物考古研究所：《吐鲁番加依墓地发掘简报》，《吐鲁番学研究》2014 年第 1 期，第 1—19 页。

清理墓葬 30 座，年代为早期铁器时代至汉代。[①]

（3）洋海墓地

墓地位于鄯善县吐峪沟乡洋海夏村火焰山南麓的戈壁台地上，坐标北纬 42°48′，东经 89°39′。1988 年，新疆文物考古研究所对其被盗墓葬进行清理。2003 年 3 月，新疆文物考古研究所、吐鲁番地区文物局对其进行抢救性发掘，共清理墓葬 521 座，年代为青铜时代至汉代。[②]

（4）苏贝希三号墓地

墓地位于鄯善县苏贝希村南 3000 米一处砾石台地上，南依山岗，北邻沟壑，北距苏贝希一号墓地 800 余米，东距苏贝希遗址 80 米。1991 年 3—4 月，新疆文物考古研究所、吐鲁番地区博物馆共清理墓葬 30 座，年代为早期铁器时代。[③]

（二）中天山

1. 乌鲁木齐市

（1）萨恩萨伊墓地

墓地位于乌鲁木齐市南郊板房沟乡萨恩萨依沟口河岸东侧一处二级台地上，北距市区约 68 千米。2006—2008 年，为配合大西沟水库枢纽工程的建设，新疆文物考古研究所、乌鲁木齐市文物管理所对其进行抢救性发掘，共清理墓葬 180 座，年代为青铜时代至汉唐时期。[④]

①　吐鲁番学研究院：《新疆吐鲁番市胜金店墓地发掘简报》，《考古》2013 年第 2 期，第 29—55 页。新疆吐鲁番学研究院：《新疆吐鲁番胜金店墓地 2 号墓发掘简报》，《文物》2013 年第 3 期，第 20—24 页。

②　新疆吐鲁番学研究院等：《新疆鄯善洋海墓地发掘报告》，《考古学报》2011 年第 1 期，第 99—149 页。

③　新疆文物考古研究所等：《鄯善县苏贝希墓群三号墓地》，《新疆文物》1994 年第 2 期，第 1—20 页。

④　新疆文物考古研究所等：《新疆乌鲁木齐萨恩萨依墓地发掘简报》，《文物》2012 年第 5 期，第 4—12 页。

（2）阿拉沟墓地

墓地位于鱼儿沟车站西南 2.2 千米处，西北距鱼儿沟遗址（F1）约 1.7 千米，坐标东经 87°52′28.3″，北纬 42°48′59.6″。1976—1978 年，新疆维吾尔自治区博物馆考古队在阿拉沟东口、鱼儿沟车站发掘墓葬 85 座。1983 年，考古人员又在此清理墓葬 43 座，年代为早期铁器时代。[①]

（3）柴窝堡墓地

墓地位于乌鲁木齐市东南约 50 千米柴窝堡湖东岸湖滩、戈壁的交界处。1991 年，新疆文物考古研究所、西北大学文博学院与乌鲁木齐市文物保护管理所合作发掘墓葬 20 座，年代为战国至西汉时期。[②]

（4）鱼儿沟墓地

墓地位于鱼儿沟火车站西南阿拉沟面粉厂附近，坐标北纬 42°49.8′77″，东经 87°52′96″，海拔 778 米。2008 年，为配合铁路施工，新疆文物考古研究所对其进行考古发掘，共清理遗址 1 处、墓葬 3 座，年代为早期铁器时代。[③]

2. 昌吉州

（1）康家石门子墓地

墓地位于呼图壁县雀尔沟镇雀尔沟村东南 15 千米的天山峡谷内，西北 15 千米为康家石门子岩画。2008 年 7 月，新疆文物考古研究所、

[①] 新疆社会科学院考古研究所：《新疆考古三十年》，新疆人民出版社 1983 年版，第 147—152 页。张玉忠：《天山阿拉沟考古考察与研究》，《西北史地》1987 年第 3 期，第 106—117 页。新疆社会科学院考古研究所：《新疆阿拉沟竖穴木椁墓发掘简报》，《文物》1981 年第 1 期，第 18—22 页。

[②] 新疆文物考古研究所等：《乌鲁木齐柴窝堡古墓葬发掘报告》，《新疆文物》1998 年第 1 期，第 11—31 页。

[③] 新疆文物考古研究所：《托克逊县鱼儿沟遗址、墓地考古发掘报告》，《新疆文物》2011 年第 2 期，第 92—120 页。新疆文物考古研究所：《乌鲁木齐市鱼儿沟遗址与阿拉沟墓地》，《考古》2014 年第 4 期，第 19—35 页。

昌吉州文物局、呼图壁县文物局共同发掘墓葬56座，时代为青铜时代至早期铁器时代。①

3. 巴音郭楞蒙古自治州

（1）察吾乎墓地

墓地位于和静县哈尔莫墩乡以北36千米一处台地上，从斜沟西北行可通往尤勒都斯草原。"察吾乎"蒙古语意为"有悬崖的沟"，是当地冬牧场所在地。1986—1989年，新疆文物考古研究所在此发掘大型墓地5处，共清理墓葬448座，年代为青铜时代至汉代。②

（2）莫呼查汗墓地

墓地位于和静县西北58千米莫呼查汗乌孙沟内一处三级台地上，附近交通闭塞，为冬牧场驻地。2011年6—8月和2012年8—9月，新疆文物考古研究所在此发掘墓葬248座，年代为青铜时代至汉代。③

（3）红山沟遗址

遗址位于和硕县红山谷地西北一处碱土台地上，附近有努茨根乃郭勒河、冬都塔西哈恩郭勒河环绕，四周牧草繁茂，分布有墓葬400余座。2015年7—8月，新疆文物考古研究所在此清理房址1处、墓葬5座、石构遗址14处，年代为早期铁器时代。④

（4）营盘墓地

墓地位于尉犁县东偏南130千米孔雀河北岸库鲁克塔格山南的洪积扇地带，附近有城址、烽燧、佛寺、农田、沟渠等，是一处典型的

---

① 新疆文物考古研究所：《呼图壁县石门子墓地考古发掘简报》，《新疆文物》2013年第2期，第85—102页。

② 新疆文物考古研究所：《新疆察吾乎大型氏族墓地发掘报告》，东方出版社1999年版，第1—3页。

③ 新疆文物考古研究所：《新疆莫呼查汗墓地》，科学出版社2016年版，第1—5页。

④ 新疆文物考古研究所：《和硕县红山沟遗址考古发掘报告》，《新疆文物》2016年第2期，第4—27页。

绿洲聚落遗址。墓葬区位于城址东北的一处山前台地上，东西长 1500 米，南北宽 250 米，有墓葬 300 余座。1893 年由俄国探险家科兹洛夫发现，斯文·赫定（1896 年和 1900 年）、斯坦因（1914 年）、中瑞西北科学考察团（1928 年）等都对此进行过勘察。1989 年，新疆文物普查办公室巴州队对其进行调查，清理了部分墓葬。1995 年和 1999 年，新疆文物考古研究所对其进行 2 次抢救性发掘，整体年代为汉晋时期。①

（5）小河 5 号墓地

墓地位于若羌县孔雀河下游河谷南约 60 千米的荒漠中，东距楼兰故城 175 千米，北距古墓沟 65 千米，坐标北纬 40°20′11″，东经 88°40′20.3″，海拔高度 823 米，最早发现于 20 世纪初。1934 年，瑞典考古学家贝格曼（F. Bergman）在此发掘墓葬 12 座。②2002—2005 年，新疆文物考古研究所对其进行系统清理，共发掘墓葬 167 座，其年代为青铜时代（公元前 2000—前 1500 年）。③

（6）古墓沟墓地

墓地位于若羌县孔雀河古河道下游一处荒漠台地上，东距罗布泊 70 千米，北依库鲁克塔格山，南临孔雀河谷，坐标北纬 40°40′35″，

---

① 新疆文物考古研究所：《新疆尉犁县营盘墓地 1999 年发掘简报》，《考古》2002 年第 6 期，第 58—74 页。于志勇、覃大海：《营盘墓地 M15 及楼兰地区彩棺墓葬初探》，《西部考古》第一辑，第 401—427 页。

② F. Bergman, *Archaeological Researches in Sinkiang, Especially the Lop-nor Region*, Stockholm: Bokförlags aktiebolaget Thule, 1939.

③ 新疆文物考古研究所：《2002 年小河墓地考古调查与发掘报告》，《新疆文物》2003 年第 2 期，第 8—46 页。新疆文物考古研究所：《2002 年小河墓地考古调查与发掘报告》，《边疆考古研究》第 3 辑，科学出版社 2004 年版，第 338—398 页。新疆文物考古研究所小河考古队：《罗布泊小河墓地考古发掘的重要收获》，《吐鲁番学研究》2005 年第 1 期，第 114—119 页。新疆文物考古研究所：《2003 年罗布泊小河墓地发掘简报》，《新疆文物》2007 年第 1 期，第 1—54 页。新疆文物考古研究所：《新疆罗布泊小河墓地 2003 年发掘简报》，《文物》2007 年第 10 期，第 4—42 页。

东经 88°55′21″，海拔 847 米。1979 年底，新疆社会科学院考古研究所发掘墓葬 42 座，年代为青铜时代（约公元前 1800 年）。①

（三）西天山

1. 塔城地区

（1）大鹿角湾墓地

墓地位于沙湾县博尔通古乡西南部鹿角湾草场一处山前坡地上，海拔接近雪线，四周松树林立，牧草茂盛，是当地著名的夏季牧场。2014 年 9—10 月和 2015 年 6—7 月，新疆文物考古研究所在此发掘古墓 69 座，年代为公元前 1000 年至汉晋时期。②

（2）阿勒腾也木勒墓地

墓地位于裕民县阿勒腾也木勒乡南 7000 米阿勒腾也木勒河两岸，坐标北纬 46°5′14″，东经 83°13′35″，地表散布大量砾石，植被稀疏，附近为牧民春秋季草场。2011 年 5—6 月，新疆文物考古研究所发掘墓葬 100 余座，年代为青铜时代至汉晋时期。③

2. 伊犁州

（1）恰甫其海水库墓地

墓地位于特克斯县特克斯河中下游喀拉托海乡与喀拉达拉牧场两岸的谷地内，坐标北纬 43°18′，东经 82°30′。2000 年，新疆文物考古研究所、伊犁州文物局在水库淹没区发现墓葬近 300 座。2003 年 6 月，新疆文物考古研究所与西北大学联合发掘墓葬 225 座，年代为早

① 王炳华编著：《古墓沟》，新疆人民出版社 2014 年版，第 1—10 页。
② 张杰、白雪怀：《新疆沙湾县大鹿角湾墓群的考古收获》，《西域研究》2016 年第 3 期，第 136—139 页。
③ 新疆文物考古研究所：《裕民县阿勒腾也木勒水库墓地发掘简报》，《边疆考古研究》2017 年第 1 期，第 13—42 页。

期铁器时代。[①]

（2）索墩布拉克墓地

墓地位于察布查尔锡伯自治县城南 60 千米乌孙山北麓台地上，地势南高北低，可俯瞰伊犁河谷。1987 年新疆文物考古研究所发掘墓葬 3 座，1990 年发掘墓葬 33 座，年代为早期铁器时代。[②]

（3）山口水库墓地

山口水库墓地位于巩留县以东 30 千米莫合乡巩留林场恰甫其海队一处二级台地上，紧邻特克斯河，海拔 910 米。2004—2005 年，新疆文物考古研究所发掘墓葬 70 座，祭祀遗址 2 处，年代为早期铁器时代。[③]

（4）渔塘遗址

遗址位于新源县城东北巩乃斯河南岸 71 团 1 连一处三面环水的坡地上。1984 年 6 月，新疆维吾尔自治区博物馆考古队在此进行抢救性发掘，清理房屋遗址 13 座，灰坑 25 座，墓葬 6 座，年代为早期铁器时代至汉晋时期。[④]

（5）夏塔墓地

墓地位于昭苏县城西南 68 千米夏特乡夏特村，附近为通往塔里木盆地北缘拜城县的夏特古道。1961—1963 年和 1976 年，中国科学院新疆分院民族研究所考古组对其进行发掘，清理墓葬 30 余座，年

---

① 聂颖：《伊犁恰甫其海水库墓地出土颅骨人类学研究》，硕士学位论文，吉林大学，2014 年，第 23 页。

② 新疆文物考古研究所：《新疆察布查尔锡伯族自治县索墩布拉克古墓群》，《考古》1999 年第 8 期，第 17—28 页。新疆文物考古研究所：《察布查尔锡伯族自治县索墩布拉克古墓葬发掘简报》，《新疆文物》1988 年第 2 期，第 19—26 页。

③ 新疆文物考古研究所：《2005 年度伊犁州巩留县山口水库墓地考古发掘报告》，《新疆文物》2006 年第 1 期，第 1—40 页。

④ 新疆博物馆文物队：《新源县七十一团一连渔塘遗址》，《新疆文物》1987 年第 3 期，第 16—23 页。新疆维吾尔自治区博物馆文物队：《新疆新源县七十一团一连鱼塘遗址发掘简报》，《考古与文物》1991 年第 3 期，第 5—13 页。

代为早期铁器时代至汉晋时期。[①]

（6）特克斯一牧场墓地

墓地位于特克斯县以东 7 千米库克苏山口一处山前台地上。1978年，新疆维吾尔自治区博物馆考古队在此发掘墓葬 30 座，年代为早期铁器时代。[②]

（7）东麦里墓地

墓地位于尼勒克县科克浩特尔乡东麦里村北一处山前台地上，北依博罗科努山，南临喀什河谷冲积平原，海拔 1245 米。东麦里，哈萨克语意为"高地上的村庄"，墓葬集中分布于长 2000 米，宽 300 米的区域内。2009 年 5—7 月，新疆文物考古研究所在此发掘墓葬 50座，年代为早期铁器时代。[③]

（8）吉林台墓群

墓地位于尼勒克县吉林台水电站淹没区，包括穷科克一号、穷科克二号、库吉尔沟、阿克布早沟、萨尔布拉克沟、托海、别特巴斯陶、加勒克斯卡茵特、铁木里克、彩桥门等 9 处墓地。2001—2004年，新疆文物考古研究所在此发掘墓葬 784 座，年代为青铜时代至汉晋时期，以早期铁器时代墓葬为主。[④]

（9）铁木里克墓地

墓地位于新源县西北 16 千米巩乃斯河北岸阿吾拉勒山南麓一处

①　中国科学院新疆分院民族研究所考古组：《昭苏县古代墓葬试掘简报》，《文物》1962 年第 7、8 期合刊，第 98—102 页。新疆文物志编委会：《新疆通志·文物志》，新疆人民出版社 2007 年版，第 307 页。

②　新疆文物志编委会：《新疆通志·文物志》，新疆人民出版社 2007 年版，第 310 页。

③　新疆文物考古研究所：《尼勒克县一级电站墓地考古发掘简报》，《新疆文物》2012 年第 2 期，第 30—50 页。

④　刘学堂、李溯源：《新疆伊犁河流域考古新发现》，《西域研究》2002 年第 1 期，第 109—110 页。刘学堂：《新疆伊犁河谷史前考古的重要收获》，《西域研究》2002 年第 4 期，第 106—108 页。

坡地上，坐标北纬 43°33′，东经 83°05′。1981—1982 年，新疆文物考古研究所在此发掘墓葬 15 座，年代为早期铁器时代[1]。

3. 阿克苏地区

（1）多岗墓地

墓地位于拜城县亚吐尔乡都干买里村一处山间台地上。1999 年，中国社会科学院考古所新疆队、阿克苏地区博物馆、拜城县文物管理所发掘墓葬 100 座，年代为青铜时代至汉代。[2]

（2）苏巴什西大寺塔墓

墓葬位于库车城北 23—25 千米的苏巴什佛寺遗址区。1978 年秋，库车县文物管理所在苏巴什西大佛塔北侧发现 1 座墓葬，洞顶塌陷，墓室北壁已部分倒塌。墓葬西墙与佛塔连接，其上见土坯台阶，年代为魏晋时期。[3]

（四）帕米尔高原

1. 喀什地区

（1）下坂地墓地

位于塔什库尔干塔吉克自治县班迪尔乡辛迪村与下坂地村境内。2001 年，为配合下坂地水利枢纽工程建设，新疆文物考古研究所、喀什地区文物管理所等对库区遗址、墓葬进行调查。2003 年 8—9 月，新疆文物考古研究所发掘 AID、AI—AVIII、AV、AVI 号墓地 147 座墓葬。2004 年 5—6 月，新疆文物考古研究所对 AIV、BI—BVII 号等

---

[1] 新疆维吾尔自治区地方志编纂委员会：《新疆通志·文物志》，新疆人民出版社 2007 年版，第 307—308 页。

[2] 中国社会科学院考古研究所等：《拜城多岗墓地》，文物出版社 2014 年版，第 1—8 页。

[3] 新疆维吾尔自治区博物馆、库车县文物管理所：《库车昭怙厘西大寺塔墓葬清理简报》，《新疆文物》1987 年第 1 期，第 10—12 页。

8 处墓地进行发掘，清理墓葬 31 座。其中青铜时代墓葬 92 座、汉唐墓葬 27 座、明清墓葬 31 座。[①]

（五）阿尔泰山

1. 塔城地区

（1）和布克赛尔县 219 国道松树沟墓地

墓地位于吉木乃县至和布克赛尔县公路松树沟段一处二级台地上，附近松树茂密，牧草繁茂，海拔约 2000 米。2017 年 5—7 月，新疆文物考古研究所在此发掘墓葬 30 座，年代为青铜时代至早期铁器时代。[②]

2. 阿勒泰地区

（1）阿依托汗一号墓地

墓地位于哈巴河县库勒拜乡喀拉布拉克村东南山前褶皱地带，地势北高南低，位置较为分散。2014 年 7—8 月，新疆文物考古研究所在此发掘墓葬 27 座，年代为青铜时代。[③]

（五）昆仑山区

1. 和田地区

（1）流水墓地

墓地位于于田县阿羌乡流水村附近一处坡地上。2003 年，中国社会科学院考古研究所新疆考古队在此发掘墓葬 8 座，2004—2005 年

[①]　新疆文物考古研究所：《新疆下坂地墓地》，文物出版社 2012 年版，第 1—10 页。

[②]　聂颖、阿力甫江·尼亚孜、朱泓：《和布克赛尔县 219 国道松树沟墓地出土人骨鉴定与初步分析》，《新疆文物》2018 年第 1、2 期合刊，第 129—131 页。

[③]　付昶、胡兴军、王博：《哈巴河县阿依托汗一号墓群 M22 出土人骨研究》，《新疆文物》2016 年第 2 期，第 90—99 页。

又先后 2 次进行发掘，共清理墓葬 52 座，时代为早期铁器时代。[1]

（2）尼雅墓地

墓地位于民丰县城以北 100 千米塔克拉玛干沙漠边缘，坐标北纬 37°58′32.5″、东经 82°43′14.5″。1959 年，新疆维吾尔自治区博物馆考古队对尼雅墓地进行发掘。1995 年和 1997 年，中日共同尼雅遗迹学术考察队对墓地进行过 2 次调查性发掘，年代为汉晋时期。[2]

2. 巴音郭楞蒙古自治州

（1）扎滚鲁克墓地

墓地位于且末县托格拉克勒克乡扎滚鲁克村西 2000 米的戈壁地带，坐标东经 85°28′29″，北纬 38°7′16″，海拔高度 1270 米，面积约 3.5 万平方米，最初发现于 1930 年。1985 年 9 月，新疆维吾尔自治区博物馆主持发掘墓葬 5 座。1989 年 8 月，巴音郭楞蒙古自治州文物管理所主持发掘墓葬 2 座。1996 年 10—11 月，新疆维吾尔自治区博物馆、巴音郭楞蒙古自治州文物管理所与且末县文物管理所对墓地进行发掘，共清理墓葬 102 座，年代为早期铁器时代至魏晋时期。[3]

四、研究综述

疾病考古是考古学领域的重要分支，特别是与体质人类学及古病理学结合紧密。疾病考古学研究疾病的演变、发展及人类对环境

---

[1]　中国社会科学院考古研究所新疆队：《新疆于田县流水青铜时代墓地》，《考古》2006 年第 7 期，第 31—38 页。

[2]　林梅村：《汉代精绝国与尼雅遗址》，《文物》1996 年第 12 期，第 53—59 页。中日共同尼雅遗迹学术考察队：《中日共同尼雅遗迹学术调查报告书（第二卷）》，真阳社 1999 年版，第 253—255 页。

[3]　新疆维吾尔自治区博物馆等：《新疆且末扎滚鲁克一号墓地发掘报告》，《考古学报》2003 年第 1 期，第 89—136 页。

变化（自然环境与社会环境）的适应性，探讨早期人类医疗行为对疾病的应对策略。研究对象包括骨骼、软组织、粪便、寄生虫等，以及古代艺术品、历史文献、墓志等相关内容[①]。最早的古病理学研究（paleopathology）起源于欧洲，可追溯至 1774 年约翰·艾斯博（Johann Esper）对洞熊（Ursus spelaeus）股骨的病理分析[②]。疾病考古学权威奥夫德海德（Aufderheide）与罗德里格斯-马丁（Rodríguez-Martín）根据疾病考古发展史，将其分为四个阶段：

第一阶段是文艺复兴至 19 世纪中叶（启蒙阶段），以德国学者约翰·弗里德里希·埃斯珀（Johann Friederich Esper）首次通过显微镜观察木乃伊病变组织为标志。1834 年，英国外科医生佩蒂格鲁（T. J. Pettigrew）出版的《埃及木乃伊的历史》（*History of Egyptian Mummies*），大量展示了木乃伊的生理解剖情况。这一时期的研究侧重于木乃伊的创伤与疾病观察，带有一定的猎奇性质，并非完全建立在科学研究的基础上，学科规范并未正式建立。

第二阶段是 19 世纪 50 年代至 20 世纪初（兴起阶段），源于体质人类学的相关研究，突出表现为颅骨的定量测量。这一时期的代表人物是德国学者鲁道夫·菲尔绍（Rudolf Virchow），他尝试对考古发现的人骨病变案例进行科学分析。德国学者科尼希（W. König）开创使用照相技术分析木乃伊病例的先例。另外，法国学者保罗·布鲁卡（Paul Broca）对秘鲁印第安人的开颅术进行了探讨。美国学者威廉·惠特尼（William Whitney）出版了第一部疾病考古学专著。学界开始关注传染性疾病的研究，强调人体健康信息与骨骼指标的相关

---

① 李法军：《生物人类学》（第二版），中山大学出版社 2020 年版，第 463 页。
② 〔美〕罗伯特·曼恩、大卫·亨特：《骨骼疾病图谱 —— 人类骨骼病理与正常变异指南》（第三版），张全超、秦彦国译，孙洋校，科学出版社 2020 年版，第 6 页。

性，但部分研究带有明显的种族主义色彩。

第三阶段处于两次世界大战时期（发展阶段），随着新技术的不断涌现及医疗水平的进步，新的研究方法、标准化鉴定与数理统计开始应用于疾病考古学领域。格拉福顿·艾略特-史密斯（Grafton Elliot-Smith）与弗里德里克·伍德·琼斯（Frederic Wood Jones）利用放射性透视技术对木乃伊及人骨进行病理观察，使木乃伊成为研究人类进化、基因、遗传领域的珍贵材料。这一时期的疾病考古研究中心，开始从西欧逐步转移至美国。哈佛大学人类学系的俄尼斯特·胡顿（Earnest Hooton）将人口统计学观点引入疾病考古领域，尝试用社会生态学和文化因素分析进行动态的学术研究。罗伊·李·穆迪（Roy Lee Moodie）出版了新的疾病考古学著作，将临床医学成果与病理学分析进行结合。阿里斯·赫德利卡（Ales Hedlicka）推进了美洲古病理学的发展，开创了史密森研究院（Smithsonian Institution）人类学部，将放射生物学引入疾病考古领域，成立了国家自然历史博物馆（National Museum of Natural History）。

第四阶段是 20 世纪 50 年代至今（成熟阶段），疾病考古学开始与流行病学、人口统计学及健康地理学结合，研究趋势开始从个案分析向以人群为基础的大数据转变。1973 年，"古病理学俱乐部"（The Paleopathology Club）成立，之后更名为"古病理学会"（The Paleopathology Association），并于 1975 年在欧洲召开了首次会议，研究领域涵盖人类学、考古学、医学史、药物学、遗传学、生物学等学科。1992 年，为了更好地开展古病理学研究，学界又成立了"国际古尸研究会"（Institute for Mummy Studies）。2001 年，俄亥俄州立大学承担了"全球健康史计划"（Global History of Health），旨在对罗马时期至 19 世纪末的 15000 具人骨进行研究[①]。

目前国际学界分为"欧洲学派"和"北美学派"两大分支，前者强调健康状况的个案分析，后者则较为关注群体的健康水平。DNA 技术兴起后，遗传基因与古病原体的分析研究成为可能，学界对埃及法老埃赫那吞与图坦卡门的亲缘关系、图坦卡门死因等一系列问题进行了新的探索。考古学家借助木乃伊发现了最早的乳腺癌、心脏病、坏血症等病例，并利用木乃伊胎盘探索婴儿发育、早产等医学问题[②]。基因组学则涉及人类结核、天花及麻风病的起源与传播。这一时期，国际学界关于疾病考古的著作较多，如夏洛特·罗伯茨（Charlotte Roberts）的《人类骨骼考古学》[③]（*Human Remains in Archaeology: A Handbook*），以及与基思·曼彻斯特（Keith Manchester）合著的《疾病考古学》（*The Archaeology of Disease*）等，对当前国际疾病考古成果及不足之处进行了阐述。[④]

由于历史原因，我国疾病考古学起步较晚，早期成果主要与体质人类学研究有关，未能形成专门的学科体系。虽有长沙马王堆女尸、孔雀河"楼兰美女"、"哈密古尸"等重大考古发现及研究，但学术视野仍整体滞后。随着科技考古的不断发展以及与国际学界的交流互动，疾病考古逐渐成为学界关注的热点。根据研究内容的差异，国内的疾病考古可大致分为四类：

[①] 〔英〕夏洛特·罗伯茨：《人类骨骼考古学》，张全超、李默岑译，科学出版社 2021 年版，第 4 页。

[②] 中国社会科学院考古研究所编：《埃及考古专题十三讲》，中国社会科学出版社 2018 年版，第 46 页。

[③] 〔英〕夏洛特·罗伯茨：《人类骨骼考古学》，张全超、李默岑译，科学出版社 2021 年版，第 8—15 页。

[④] 〔英〕夏洛特·罗伯茨等：《疾病考古学》，张桦译，山东画报出版社 2010 年版，第 275—281 页。

（1）颅骨变形与开颅术。最早关注该领域的是韩康信、潘其风。早在 20 世纪 70—80 年代，两位学者曾对新疆出土的人骨材料进行研究。韩康信等在《中国远古开颅术》中对新疆早期开颅术案例进行了分析，指出新疆早期开颅术可能与医疗活动有关。[①] 此后，王博、吕恩国、刘学堂等学者对变形颅和史前开颅术进行了更宏观的学术探讨。王博对渔塘遗址[②]、扎滚鲁克墓地[③]与苏巴什古墓[④]出土的变形颅进行了原因分析与文化探讨。吕恩国在《论颅骨穿孔和变形》一文中，论述了新疆伊犁河谷早期铁器时代居民的颅骨穿孔和变形现象，并结合考古材料和民族志，对其成因提出合理推测。[⑤] 刘学堂在《新疆史前宗教研究》中认为，新疆史前开颅术是一种巫医结合的文化现象，并大量列举新疆各地的考古发现[⑥]。叶瑶在《新疆考古发现的头骨穿孔现象》中对新疆发现的穿孔头骨进行了原因分析，指出不同穿孔的文化内涵与差异应具体分析。[⑦]

（2）齿科疾病研究。由于牙齿稳定坚固的结构属性，其在考古发掘中通常保存较好，因此为学界研究古人饮食、口腔卫生和齿科疾病提供了直接证据。齿科疾病研究主要包括磨损度、龋齿、牙槽脓肿、牙周病及牙齿生前脱落等症状。陈靓在《新疆察布查尔锡伯族自治县索墩布拉克墓地出土人头骨研究》中指出，索墩布拉克墓地多数居民

---

① 韩康信等：《中国远古开颅术》，复旦大学出版社 2007 年版。
② 邵兴周、王博：《新源县渔塘古墓三具改形女颅的研究》，《新疆医学院学报》1991 年第 2 期，第 81—89 页。
③ 王博：《扎滚鲁克人改形颅骨及相关问题的分析》，《吐鲁番学研究》2003 年第 1 期，第 88—95 页。
④ 王博、傅明方：《库车县苏巴什古墓改形女颅的研究》，载龟兹研究院：《龟兹学研究》（第三辑），新疆大学出版社 2008 年版，第 237—247 页。
⑤ 吕恩国：《论颅骨穿孔和变形》，《新疆文物》1993 年第 1 期，第 107—120 页。
⑥ 刘学堂：《新疆史前宗教研究》，民族出版社 2009 年版，第 204—242 页。
⑦ 叶瑶：《新疆考古发现的头骨穿孔现象》，硕士学位论文，中央民族大学，2015 年。

患有牙周病、龋齿及牙齿根尖周脓肿等口腔疾病，部分个体见有第一、二臼齿严重偏斜式磨耗，或与当时特殊的宗教活动或生活习惯有关①。张全超、张雯欣等对吐鲁番加依墓地的牙齿磨损状况进行分析，并与内蒙古水泉组、山西游邀组等数据进行对比，指出加依人群偏好肉食的饮食特性。②

（3）创伤研究。创伤研究是反映古代物质文化和生业模式、生存环境、职业、社会关系以及饮食状况、医疗措施等内容的重要媒介，如张林虎等《新疆鄯善洋海青铜时代居民颅骨创伤研究》，对洋海墓地的头骨创伤进行了性别、创伤等方面的分析③。魏东对哈密黑沟梁、东黑沟、拜其尔等墓地的颅骨及肢骨等创伤进行了全面的分析与探讨④。目前新疆青铜时代至早期铁器时代的研究多集中于人骨的分析，较少涉及干尸的研究。林梅村在《麻沸散与汉代方术之外来因素》中认为，苏贝希三号墓地出土干尸的手术缝合，或与西域早期的外科手术及麻醉药物有关。⑤

（4）综合性研究。综合性研究涵盖创伤、疾病等内容，多为近30年来的研究成果。根据具体形式的不同，可分为考古报告、学术论文、学位论文和综合性著作四大类。

---

① 陈靓：《新疆察布查尔锡伯族自治县索墩布拉克墓地出土人头骨研究》，《考古》2003年第7期，第655—670页。

② 张全超、张雯欣等：《新疆吐鲁番加依墓地青铜—早期铁器时代居民牙齿的磨耗》，《人类学学报》2017年11月第36卷第4期，第438—456页。张雯欣：《新疆吐鲁番加依墓地青铜—早期铁器时代居民牙齿磨耗研究》，硕士学位论文，吉林大学，2018年。

③ 张林虎、朱泓：《新疆鄯善洋海青铜时代居民颅骨创伤研究》，《边疆考古研究》（第8辑），科学出版社，第327—335页。

④ 魏东等：《新疆哈密黑沟梁墓地出土人骨的创伤、病理及异常形态研究》，《人类学学报》2012年5月第31卷第2期，第176—186页。魏东：《青铜时代至早期铁器时代新疆哈密地区古代人群的变迁与交流模式研究》，科学出版社2017年版。

⑤ 林梅村：《麻沸散与汉代方术之外来因素》，载王元化：《学术集林》卷十，远东出版社1997年版，第233—237页。

第一类是考古发掘报告，主要涉及单一墓地的材料，如《新疆察吾乎——大型氏族墓地发掘报告》①《新疆萨恩萨伊墓地》②《新疆莫呼查汗墓地》③《拜城多岗墓地》④等，都附有骨病理分析的相关内容，能够探讨同一地点不同时期的疾病发生状况，但跨区域间的比较研究不多。

第二类是期刊论文，仅对墓地的少量样本进行研究，受到抽样情况的限制，这类研究篇幅较短，无法对人群的整体情况进行统计分析，如《托克逊县鱼儿沟墓地 M1 出土人骨的生物考古学研究》⑤《哈巴河县阿依托汗一号墓群 M22 出土人骨研究》⑥《和布克赛尔县 219 国道松树沟墓地出土人骨鉴定与初步分析》⑦等，均属于此类论著。

新疆古代人骨、干尸较为特殊，因此中外合作的论文并不多。较有代表性的是舒勒茨（Schultz）、巫新华等合著的《新疆于田县流水墓地 26 号墓出土人骨的古病理学和人类学初步研究》，运用了生物力学、遗传学、病理学等分析方法，对流水墓地 M26 的人骨材料进行了细致研究。⑧李肖、王睦（M. Wagner）等合著的《中国吐鲁番公元前 3—前 2 世纪墓葬的考古和古病理学研究：个人健康史和区域意义》，对胜金店墓地人骨的病理现象及假肢的安装使用情况进行了分

———————————

①　新疆文物考古研究所：《新疆察吾乎大型氏族墓地发掘报告》，东方出版社 1999 年版。
②　新疆文物考古研究所：《新疆萨恩萨伊墓地》，文物出版社 2013 年版。
③　新疆文物考古研究所：《新疆莫呼查汗墓地》，科学出版社 2016 年版。
④　中国社会科学院考古研究所等：《拜城多岗墓地》，文物出版社 2014 年版。
⑤　陈靓、熊建雪：《托克逊县鱼儿沟墓地 M1 出土人骨的生物考古学研究》，《新疆文物》2015 年第 2 期，第 99—106 页。
⑥　付昶、胡兴军、王博：《哈巴河县阿依托汗一号墓群 M22 出土人骨研究》，《新疆文物》2016 年第 2 期，第 90—99 页。
⑦　聂颖、阿力甫江·尼亚孜、朱滔：《和布克赛尔县 219 国道松树沟墓地出土人骨鉴定与初步分析》，《新疆文物》2018 年第 1、2 期合刊，第 129—131 页。
⑧　米夏艾勒·舒勒茨等：《新疆于田县流水墓地 26 号墓出土人骨的古病理学和人类学初步研究》，《考古》2008 年第 3 期，第 86—91 页。

析与探讨[①]。上述成果对新疆疾病考古研究的国际合作具有重要的学术意义。

第三类是学位论文，篇幅较长，多以单一墓地的人骨材料进行研究，涵盖的伤病信息较为全面，如《伊犁恰甫其海水库墓地出土颅骨人类学研究》[②]《新疆吐鲁番胜金店墓地人骨研究》[③]等，包括创伤、疾病等的综合分析与原因探讨。也有少量著作涉及多墓地大样本的探讨。如张林虎的《新疆伊犁吉林台库区墓葬人骨研究》中，从性别比例、人均寿命、头骨和牙齿性状及古病理学的角度，对吉林台库区古人类遗骨进行了系统研究，并指出当地居民饮食结构单一，主要以肉食为主，淀粉摄入量较低，且食物坚硬、粗糙，但贫血体征比例较高，或与营养不均、卫生欠佳有关。另外，吉林台人群骨骼钝、锐器伤普遍，且锐器伤高于钝器，致死率高，反映出上述人群明显的生存压力和暴力冲突状况。[④]

近年来，通过基因组学方法确定特异性感染成为学界关注的热点。武喜艳等对新疆哈密泉儿沟遗址的人骨研究表明，当地人群曾感染过人猪共患类型的沙门氏菌（salmonella），属于欧亚大陆西部早期菌株系统，或由人群的迁徙自西向东传播[⑤]。目前有关新疆传染病考古尚处于起步阶段，未来会有更多研究涉及相关领域。

第四类属于综合性著作，代表作是王博、付昶合著的《中国新

① LI X, WAGNER M, WU X, et al., "Archaeological and Palaeopathological Study on the Third/ Second Century BC Grave from Turfan, China: Individual Health History and Regional Implications," *Quaternary International*, 2013 (290-291), pp.335-343.

② 聂颖：《伊犁恰甫其海水库墓地出土颅骨人类学研究》，硕士学位论文，吉林大学，2014年。

③ 李志丹：《新疆吐鲁番胜金店墓地人骨研究》，硕士学位论文，吉林大学，2015年。

④ 张林虎：《新疆伊犁吉林台库区墓葬人骨研究》，博士学位论文，吉林大学，2010年。

⑤ 武喜艳：《新疆古代致病菌基因组学与进化历史研究》，博士学位论文，吉林大学，2020年，第91—92页。

疆人种考古丛书》四卷本（《新疆干尸和改形颅》[①] 《骨骼与干尸的调查》[②] 《北疆草原人种考古》[③] 《南疆绿洲人种考古》[④]），对新疆博物馆发掘的人骨及干尸进行了初步的系统整理和研究，涉及部分古病理学的成因探讨与分析，但仍有部分考古材料未予以收录和研究。

综上所述，新疆青铜时代至早期铁器时代疾病考古研究缺乏系统性，性别差异分析及跨区域比较相对薄弱，古病理现象与考古学、历史学、地理学、人类学、医学生物学等学科的结合仍待加强。骨骼损伤、骨骼病变、骨骼变形的相关研究较多，而干尸的分析和检测较少。通常情况下，导致成年个体死亡的严重疾病不会在骨骼上留下痕迹。另外，由于新疆得天独厚的地理条件，大量有机物质得以完好保存，因此有大量疑似药物的出土物得以保存。目前多数样本仍处于"养在深闺人未识"的状态，未能进行科学分析与检测。

本书在前人研究的基础上，对新疆青铜时代至早期铁器时代疾病考古成果进行梳理、归纳和总结，并结合社会、经济、文化背景，探讨疾病及特殊墓葬现象（颅骨变形、头骨环切）产生的地域因素和性别差异。此外，书中还涉及新疆古代先民的部分医疗活动，包括外科手术、麻醉剂、骨折处理、假肢安装、巫术医疗及药物的相关内容。

---

① 王博、付昶：《新疆干尸和改形颅》，新疆人民出版社 2019 年版。
② 王博、付昶：《骨骼与干尸的调查》，新疆人民出版社 2019 年版。
③ 王博、付昶：《北疆草原人种考古》，新疆人民出版社 2019 年版。
④ 王博、付昶：《南疆绿洲人种考古》，新疆人民出版社 2019 年版。

第一章　骨骼创伤

　　骨骼是人体最重要的组织之一，是由柱、束、框、平台及杠杆等结构组成的复杂构架。最早的骨性结构证据来自距今 5 亿年前的寒武纪鱼鳞化石。现代医学研究表明，骨骼主要由胶原蛋白、水和矿物质（以钙为主）组成，其中水约占比 1/3。骨骼成分会随着年龄增长而发生变化，人类婴儿期软骨质比例很高，儿童期之后骨骼会随着矿物质的沉积而逐渐骨化。进入老年期后，骨骼会随着矿物质流失而脆弱易断。

　　创伤是指人体的任何损伤。据奥特纳（Ortner）定义，创伤可分为四类：（1）骨骼的全部或部分破碎，主要指骨折（fracture）、截肢与环钻术；（2）骨骼位置异常或脱臼；（3）神经或血液的供应中断（皮肤、软组织和神经的损伤等）；（4）人为的形态或轮廓异常，如变形颅等[1]。本章只讨论（1）、（2）两种类型，（4）详见第九章。

　　现代疾病考古认为，人类群体中的创伤研究可反映不同群体及个人的生业与生活方式，涉及物质文化、精神信仰、生存环境、职业、社会结构、权力关系等内容，创伤的愈合程度能暗示饮食卫生、医疗行为及家庭结构等重要信息。另外，创伤的具体情况还与年龄、性别、地理分布等因素密切相关。由于软组织损伤的证据通常难以保

---

[1]　D. Ortner and W. J. Putschar, *Identification of Pathological Conditions in Human Skeletal Remains*, Washington: Smithsonian Institution Press, 1981, p. 55.

留，因此只能借助骨骼的病理现象进行分析。

骨折是指由创伤引发的骨骼的部分或完全破碎。愈合的骨折痕迹或未连接但已有愈合现象的骨折，一般容易鉴别。临死前短期内或与死亡同时发生的骨折等，不会在骨骼上留下愈合痕迹，这种情况过去较难区分[1]。近年来通过生物力学分析，上述情况已逐渐发生改变。在个体存活或刚死时，骨骼具备较好的弹性，并有软组织连接，受到冲击时局部会发生弹性形变，细小的骨折碎片仍附着于创伤处；死后骨骼会逐渐干枯变脆，其受外力变形和断裂方式则完全不同，可通过微痕观察得到证明。颅骨创伤、肋骨和肩胛骨创伤、前臂的防御性创伤[2]及手部创伤，均被视为暴力行为，具有明显的分布规律。[3]

根据现代医学定义，骨折可分为闭合性骨折和开放性骨折（复合性骨折）两大类。闭合性骨折通常外部皮肤组织无破损；开放性骨折皮肤破裂，骨折处暴露于表皮，易引发微生物感染，进而引起骨髓炎甚至死亡。骨折原因主要有三种：（1）急性创伤，如坠马、重击等；（2）持续压力作用的压迫性骨折，如负重运动等；（3）病理性骨折，如骨癌、骨质疏松等。骨折的愈合与年龄、创伤位置及营养状况有关。通常情况下，上肢骨愈合速度要快于下肢骨，年轻人比老人愈合快。

对古代标本的鉴别，要注意真正的断骨和在个体死亡时愈合过程延迟的骨骼，后者常表现为骨愈合不足。骨不连现象多见于股骨颈骨折和前臂骨干骨折，最常见的原因主要是营养缺乏、感染、缺血、固

---

[1] 致命性骨折及并发症，如骨损伤后脂肪球从骨髓腔中释出，进入血液循环系统，导致脑部或肺部血管栓塞，进而死亡。另外，除失血过多，感染等也会造成死亡。

[2] 防御性骨折又称"挡开性骨折"（parry fracture）。游牧人群坠马时，上肢也会出现类似的骨折伤。

[3] M. Judd, *Ancient Injury Recidivism: An Example from the Kerma Period of Ancient Nubia*, Osteoarchaeology, 2002 (12), pp. 86-106.

定不足或错位等[1]。

一、颅骨损伤

颅骨包括内板、外板和两板之间的板障。颅骨骨折是灵长类动物最为常见的骨折现象。根据罗威尔（Lovell）和朱曼（Jurmain）的研究，黑猩猩（Pan troglodytes）、大猩猩（Gorilla）和倭黑猩猩（Pan paniscus）的头骨骨折率与群体间的暴力行为有关，与疾病考古学发现的人类颅骨骨折诱因基本相同。著名的研究案例是埃及法老塞格尼拉（Seknenre）木乃伊的 CT 扫描结果 —— 其头骨上有多处战斧留下的未愈合伤痕，证明他死于头部的暴力击打，与古代埃及纸草文书的历史记载一致[2]。

头部是暴力争斗中的主要攻击目标，是人体最易遭受攻击的部位。有刃利器或钝器对颅骨造成的伤口、穿刺、塌陷，以及手术实施产生的骨伤均视为骨折。头部最常见的骨折是由低速冲击造成的伤害，表现为线性、压迫性（钝器伤）或穿刺性伤口。

在考古发现中，颅骨骨折可分为钝器伤、锐器伤和穿刺伤三种基本类型：（1）钝器伤一般会造成颅穹隆变平，创口周缘向外弯曲，中心内向塌陷。案例分析时应注意颅骨外板是否有骨折线。骨折线通常位于颅骨最脆弱处，创伤击打点明显，周围存在星形骨折线，呈放射状散开[3]。作用力较大的击打会导致局部粉碎性骨折，临近区域或头

---

[1] 〔英〕夏洛特·罗伯茨：《疾病考古学》，张桦译，山东画报出版社 2010 年版，第 93—103 页。

[2] 〔美〕埃里克·H. 克莱因：《文明的崩塌：公元前 1177 年的地中海世界》，贾磊译，中信出版集团 2019 年版，第 29 页。

[3] N. C. Lovell, *Trauma Analysis in Palaeopathology*, Yearbook of Phys, Anthrop(40), 1997, p.154.

骨反面会产生放射状骨折线。（2）锐器创口边缘一般平齐光滑，呈线性痕迹。（3）穿刺伤由武器高速接触头部而形成，创伤小而圆，不连续，创口边缘弯曲，甚至出现粉碎性骨折或骨片缺失。

骨骼创伤发生后，会在出血部位出现初次吸收后的成骨修复过程。颅骨骨折愈合通常是纤维结合，但骨性结合也会发生。在愈合过程中，骨组织的形成是正常的。目前学界将"伤口边缘圆钝"视为愈合迹象，表明伤者在伤后长期存活。另外，鼻骨骨折（Nasal Fractures）也属于颅骨创伤的一种，其特征为鼻骨凹陷、不对称，附着骨碎片及异常扭曲[①]。

（一）东天山区域

巴里坤东黑沟墓地 93BYJHM6B，男性，45 岁，额、枕部各有 1 处锐器伤，伤口穿透骨壁。额部伤位于额骨中部右侧，长约 6 厘米，前宽后窄，无愈合痕迹；枕部伤痕位于枕骨左侧中部，长约 5 厘米，前宽后窄，无愈合痕迹。93BYJHM6C，性别、年龄不详，头骨右侧眶处有砍伤，受力方向左侧下至右斜上，已愈合，属非致命伤。93BYJHM9，性别、年龄不详，额骨右眶上缘有一孔状贯通伤，颅内壁板障外翻，愈合痕迹明显。[②] 哈密艾斯克霞尔墓地 M2 上层侧身屈肢葬男尸，枕骨处有 3 道砍痕，残留黑色血迹[③]。

鄯善洋海墓地 1988M27 墓室东南角成年男性头骨，枕骨见 4 处伤痕，2 处呈三角状，1 处呈柳叶状，创伤间有直径 2 厘米的圆形穿

---

① A. C. Aufderheide, C. Rodríguez-Martín, *The Cambridge Encyclopaedia of Human Paleopathology*, Cambridge: Cambridge University Press, 1998, p.28.

② 魏东：《青铜时代至早期铁器时代新疆哈密地区古代人群的变迁与交流模式研究》，科学出版社 2017 年版，第 78 页。

③ 于建军：《艾斯克霞尔墓地初步研究》，《新疆文物》2003 年第 1 期，第 58—61 页。

孔。洋海墓地 1988M42 墓底男性头骨，矢状缝和枕骨右侧人字缝交汇处有直径 6.5 厘米的圆形骨折塌陷。2003 年，在洋海 I 号、II 号墓地又各发现 5 例穿孔头骨，"额骨上有大面积骨折伤痕"。[①] 张林虎等对洋海墓地 61 例（男 25 例，女 20 例，未成年 16 例）样本进行研究，发现男性颅骨创伤个体为 7 例，占男性个体数的 28%；女性创伤个体为 6 例，占女性个体数的 30%，未见未成年创伤案例[②]。洋海墓地考古发掘报告对 489 例个体进行研究，共发现 17 例颅骨创伤，占总数的 3.5%。其中男性 15 例，女性 2 例。在 17 例伤痕中，脑颅部位 7 例，鼻部 5 例，颧弓 3 例，多为钝器伤，锐器伤较少[③]。现将其列表如下：

洋海墓地颅骨创伤统计表

墓号	性别	年龄	创伤情况
IM48	男	40—50	右颧弓塌陷，骨折已痊愈。
IIM94	男	40+	额鳞上部有穿孔，疑似金属器击打。
IIM93	男？	13—15	头骨左侧有 4 处击打伤，无痊愈痕迹。
IIM44	男？	12—13	头骨有 3 处锐器砍痕，1 处穿透伤。
IIM44:A	男	20—30	3 处锐器砍痕，无愈合痕迹。
IIM33	男	45—50	左侧颧颌交接处有 1 处砍痕，已痊愈。
IM189	男	40—50	有 2 处砍痕，1 处贯通伤，无痊愈痕迹。
IM70	男	20—25	左顶骨与枕外隆突有 2 处砍伤，骨片脱落。
IM1:B	男	25—35	鼻骨下端骨折，已愈合。
IM1:A	男	25—35	鼻骨下端塌陷，已愈合。

① 吕恩国：《吐鲁番史前考古的新进展》，载新疆社会科学院：《新疆历史与文化》，新疆人民出版社 2011 年版，第 1—8 页。
② 张林虎、朱泓：《新疆鄯善洋海青铜时代居民颅骨创伤研究》，载吉林大学边疆考古中心：《边疆考古研究》（第 8 辑），科学出版社 2010 年版，第 327—335 页。
③ 吐鲁番市文物局等：《新疆洋海墓地》，文物出版社 2019 年版，第 658 页。

墓号	性别	年龄	创伤情况
IIM126	男	50+	下颌角骨折，已愈合。
IIM106:A	男	40—50	枕骨左侧有砍伤痕迹，有愈合痕迹。
IM207:A	女	35—45	左侧颧弓有 2 处骨折愈合痕迹。
IIIM36	男	45—55	鼻骨两侧均有骨折痕迹，已愈合。
IIIM25:B	男	25—35	鼻骨中部有骨折伤，已愈合。
No.16	女	14—15	下颌有 2 处骨折伤，已愈合。
No.47	男	45—55	鼻骨曾骨折为 3 段，已错位愈合。

吐鲁番胜金店墓地 07TSM25:A，左侧顶骨骨折，骨折区域从颞骨一直延伸至颅顶缝附近，呈线性放射，或与外力的直接作用有关，即颅骨瞬间遭遇巨大外力冲击，属于钝器伤，无愈合痕迹。07TSM32:B，成年女性，额骨中央眉心处有明显塌陷，直径 2.7—3 厘米，愈合痕迹明显，属钝器伤。（图 1.1）07TSM18:C，左侧乳突呈粉碎性塌陷，边缘有愈合痕迹，属钝器伤[1]。

（二）中天山区域

乌鲁木齐萨恩萨伊墓地采集标本 27 例，其中颅骨骨折 3 例，占样本总数的 11%。M11A，男性青年，共 5 处致命伤，4 处为利器砍伤，1 处为刺入伤。M148，中年男性，1 处刀剑类砍伤，伤口有愈合痕迹。M121，青年男性，下颌骨与部分牙齿被利刃削去，伤口有愈合痕迹[2]。

阿拉沟东口墓地 M4，成年男性，额鳞后部左侧骨折，长约 3.3

---

① 李志丹：《新疆吐鲁番胜金店墓地人骨研究》，硕士学位论文，吉林大学，2015 年，第 47 页。

② 新疆文物考古研究所：《新疆萨恩萨伊墓地》，文物出版社 2013 年版，第 210—223 页。

厘米，向颅腔内塌陷 0.3 厘米，骨折处已愈合，骨折线痕迹清晰，骨折处边缘有一未愈合的穿孔。另一处骨折为鼻骨中部的横向断裂，由死者左前方击打形成。[①] 阿拉沟东风机械厂墓地 1 例，具体墓号不明，墓主是成年男性，额部前囟点正中有一圆形穿孔，孔径 1.2 厘米，边缘见三道放射状骨折线，前额处有砍伤痕迹。[②] 柴窝堡墓地 1993M1A，18—25 岁男性，左眼眶处有一利器砍削形成的斜面，长 3 厘米，左顶骨亦有利器砍伤痕迹。[③]

察吾乎四号墓地 M73B，男性，30—40 岁，头骨近人字点有 1 处砍伤，面积 2.5 厘米×0.5 厘米。M111B，女性，13—15 岁，枕外凸隆外侧有三角形贯通伤，长 2.2 厘米，宽 1.6 厘米。M130A，成年男性，额骨左侧有长条状砍伤，长 1 厘米。M113B，男性，20 岁，左下颌后缘有一处砍削痕迹；M113C，右顶骨矢状缝中部有 1 处椭圆形塌陷骨折，面积约 3.9 厘米×2.6 厘米。察吾乎四号墓地 M130C，女性，成年，额骨左侧有数道细长条状伤痕，伤口较浅，额骨右侧有细长条状伤痕，伤口略深，疑似被割头皮。M140A，头骨前囟位向左侧冠状缝有 1 处圆形塌陷骨折，约 3.8 厘米×4.5 厘米；右侧顶结节下方有一处圆形骨折，直径约 3.3 厘米。M154D，枕骨左侧沿人字缝方向有 1 处砍削骨折，刃面平整，穿透内板，面积约 3.7 厘米×1.4 厘米；另 1 处砍削伤在右下颌后缘中部。M154E，成年男性，下颌见一处三角状凹槽，由尖锐器未击穿骨壁造成。[④]

---

① 新疆社会科学院考古研究所：《阿拉沟竖穴木椁墓发掘简报》，《文物》1981 年第 1 期，第 18—22 页。

② 张玉忠：《天山阿拉沟考古学考察与研究》，《西北史地》1987 年第 3 期，第 106—117 页。吕恩国：《论颅骨穿孔和变形》，《新疆文物》1993 年第 1 期，第 107—120 页。

③ 新疆文物考古研究所：《1993 年乌鲁木齐柴窝堡墓葬发掘报告》，《新疆文物》1998 年第 3 期，第 11—31 页。

④ 新疆文物考古研究所：《新疆察吾呼大型氏族墓地发掘报告》，东方出版社 1999 年版，第 324—327 页。

莫呼查汗墓地 IM 126，男性，30—35 岁，箭镞从颅后右下侧颈部射入，伤口长 1 厘米，宽 0.4 厘米，造成右枕髁外侧骨质擦伤，划痕长 3.8 厘米。箭镞射入鼻腔，停留于鼻甲、犁骨和上颌间，鼻腔及箭镞[1] 表面布满铜锈，是导致墓主死亡的直接原因。（图 1.2）IIM 9，男性，50—55 岁，左、右鼻骨前端 2 厘米处骨折，骨质塌陷，愈合鼻骨宽扁。IM 64，男性，45—50 岁，左鼻根 2.3 厘米和右鼻根 1.5 厘米处骨折已愈合[2]。（图 1.3）

（三）西天山区域

恰甫其海墓地发现颅骨创伤 5 例，均在颅顶部分，其中 3 例在右侧，2 例在左侧。5 例个体中男性 3 例，女性 1 例，性别不明 1 例（未成年个体），创伤个体占样本总数的 8.92%，其中男性创伤率为 11.54%；女性创伤率为 4.54%。5 例样本中，有 2 例骨折已愈合，3 例无愈合痕迹[3]。（图 1.4）

尼勒克县吉林台墓群颅骨创伤样本 36 例，其中锐器伤 10 例（穷科克一号 5 例，加勒克斯卡茵特 2 例，奇仁托海 1 例，阿克布早沟 1 例，别特巴斯陶 1 例），占总创伤数的 27.78%；钝器伤 21 例（穷科克一号 7 例，加勒克斯卡茵特 9 例，奇仁托海 1 例，铁木里克 1 例，阿克布早沟 1 例，别特巴斯陶 2 例），占总创伤数的 58.33%；颅骨穿刺伤 9 例（穷科克一号 2 例，加勒克斯卡茵特 2 例，阿克布早沟 1 例，铁木里克 1 例，别特巴斯陶 3 例），占总创伤数的 27.78%[4]。

---

① 铜镞两翼起脊，残长 2 厘米，翼宽 1.6 厘米，銎孔径 0.5 厘米。
② 新疆文物考古研究所：《新疆莫呼查汗墓地》，科学出版社 2016 年版，第 321 页。
③ 聂颖：《伊犁恰甫其海水库墓地出土颅骨人类学研究》，硕士学位论文，吉林大学，2014 年，第 73—74 页。
④ 张林虎：《新疆伊犁吉林台库区墓葬人骨研究》，科学出版社 2016 年版，第 118—119 页。

新疆史前晚期颅骨创伤统计

墓号	年龄	性别	创伤类型	数量	位置	是否愈合
03TKQYM9	35—40	女	钝器＋锐器	2	左侧额骨	是
03TKQA15M15	成年	男	穿刺伤	1	右侧顶骨	是
03TKQA15M41	25—30	男	锐器砍伤	1	左侧顶骨和额骨	否
03TKQA15M42	14	不明	锐器砍伤	1	右侧额骨和顶骨	否
03TKQA15M73	30±	男	锐器砍伤	1	右侧额骨	否
WSM11A	青年	男	锐器	5	头部	否
WSM148	中年	男	锐器	1	头部	是
WSM121	青年	男	锐器	1	下颌骨	是
HCIVM73B	30—40	男	锐器	1	人字点处	否
HCIVM113B	20	男	锐器	1	左下颌	是
HCIVM130A	成年	男	锐器	1	额骨左侧	否
HCIVM130C	成年	女	锐器	数条	环绕额骨	否
HCIVM111B	13—15	女	锐器	1	枕外凸隆外侧	否
HCIVM154E	成年	男	锐器	1	下颌	是
HAM2	成年	男	锐器	3	枕骨	否
1988TYM27	成年	男	穿孔	4	枕骨附近	否
1988TYM42	成年	男	钝器伤	1	人字缝交汇	否
WADKM4	成年	男	钝器＋锐器	2	额鳞后部左侧	是
阿拉沟东风厂	成年	男	锐器	2	额部前囟点	否
1993WCM1A	18—25	男	锐器	2	左眼眶、左顶骨	是
HMIM126	30—35	男	锐器	1	右枕髁外侧	否
HMIIM9	50—55	男	钝器	1	鼻骨	是
HMIM64	45—50	男	钝器	1	鼻骨	是
03TYM101:B	50±	男	钝器	1	左侧面部	是
03TYM46:B	30—35	男	钝器	3	左侧顶骨	否
03TYM30:B	40—45	男	钝器＋锐器	3	左侧顶骨	否

续表

墓号	年龄	性别	创伤类型	数量	位置	是否愈合
03TYM64	50+	男	穿刺伤	1	右侧面部	否
03TYM27	35—40	男	锐器＋钝器	5	左、右侧顶骨	否
03TYM101:丁	40+	男	钝器	1	左侧颞骨	是
03TYM42:甲	35—40	男	锐器＋钝器	2	左、右侧顶骨	否
03TYM31:甲	成年	未知	锐器伤	2	左侧顶骨、额骨	否
03TYM18	35—40	女	钝器	1	左侧面部	是
03TYM48	45+	女	骨折	1	左侧面部鼻骨	是
03TYM51	40—45	女	钝器	1	左侧颞骨	否
03TYM28	35—40	女	钝器	1	右侧颞骨和额骨	否
03TYM43	25—35	女	钝器	1	左侧额骨	是
03TYM42:乙	成年	女	钝器＋穿刺	8	左、右侧顶骨，左侧枕骨，鼻骨	否
01YNQM3	20—30	男	钝器	1	右侧颧弓	是
01YNQM4	50？	男	锐器	1	左侧顶骨	否
01YNQM30	25—35	男	钝器	1	鼻骨	是
01YNQM31北	45+	女	锐器？	1	鼻骨	是
01YNQM32	45？	男	穿刺	1	额骨	否
01YNQM37	40？	男	钝器	1	左侧颧弓	是
01YNQM38	25—35	男	钝器＋锐器	2	左侧鼻骨和下颌骨	否
01YNQM21	15±3	男	锐器＋钝器＋穿刺	3	左侧顶骨2处，右侧顶骨1处	否
01YNQM47	35—45	男	钝器	1	额骨左侧	是
01YNQM采:1	30—35	男	穿刺＋划伤	1	右侧顶骨	否
01YNQM采:3	35—45	男	钝器＋锐器	3	额骨，左侧顶骨，鼻骨	是
03NJG-IIM32	40—44	男	钝器	1	鼻骨	是
03NG-IIM163	35±	男	锐器	1	右侧额骨	否
03NG-IIM165	35±	男	钝器？	1	枕骨	是

续表

墓号	年龄	性别	创伤类型	数量	位置	是否愈合
03NJJ-IIM11	30—35	男	钝器	2	额骨右侧，鼻骨	是
03NJJ-IIM105	30—35	男	穿刺＋锐器	3	左侧顶骨2处，右侧1处	否
03NJJ-IIM110	40±	男	钝器	1	鼻骨	是
03NJJ-IIM19	30—35	男	钝器	1	鼻骨	是
03NJJ-IIM73	45±	男	穿刺	1	额骨左侧	否
03NJJ-IIM39	30—35	男	钝器	1	鼻骨	是
03NJJ-IIM149	45±	男	钝器	1	鼻骨	是
03YNJ东M64	50+	男	钝器	1	左侧颧弓	是
03YNQM48:1	50+	女	锐器	1	右侧上颌	否
03YNQM103	40±	男	钝器	1	枕骨	是
03YNQM62	50±	男	钝器	1	鼻骨	是
03YNQM105	35—39	男	穿刺	1	右侧髂翼	是
03YNAM44	45±	男	穿刺	1	额骨	否
03YNAM38	30—35	女	锐器	1	鼻骨	是
03YNAM56	40—45	男	钝器	1	左侧眶上	是
03YNTM21	40—45	男	钝器	1	鼻骨	是
03YNTM26	35—40	男	穿刺	1	鼻骨	是
03YNBM5	成年	男	穿刺	1	额骨	否
03YNBM19A	20—25	男	锐器＋钝器	2	枕骨右侧，鼻骨	否
03YNBM19B	35—40	男	钝器	1	鼻骨	是
03YNBM53B	35±	男	穿刺？	1	枕骨	否
03YNBM61	50+	男	穿刺	2	右侧顶骨，矢状缝处	否

　　裕民县阿勒腾也木勒水库墓地M77，青年女性，出土时枕骨处有一枚青铜箭镞（长6.6厘米，宽0.8厘米）嵌入颅骨，伤口无愈合痕迹，是导致墓主死亡的直接原因。女尸身旁葬一婴儿遗骨，保存较

差[①]。（图 1.5）俄罗斯学者认为，此类头骨箭伤主要由斯基泰式反曲弓（reflex bow）及金属箭镞造成。在南西伯利亚早期铁器时代考古中多有发现，死者创伤部位一般在眉心处[②]。

（四）帕米尔高原区

下坂地墓地 AIIM 29，男性，约 25 岁，左侧冠状缝、颞脊侧有 1 处锐器伤，长 33.64 毫米，宽 6.54 毫米，已穿透骨壁，伤口有愈合痕迹。AIIM 99，男性，20—25 岁，左侧顶骨、冠状缝、颞骨上端区有一锐器伤，长 31.78 毫米，宽 4.88 毫米，前宽后窄，呈带状，无愈合痕迹。AIIM 47，女性，20—25 岁，左侧颧弓断裂后错位性愈合。据统计，下坂地墓地青铜时代创伤率为 18.52%，且全部位于颅骨上，其创伤率高于新疆其他地区[③]。上述现象可能与帕米尔高原自然环境恶劣有关，在生存资源有限的情况下，暴力活动的数量和规模会加剧。

（五）小结

综上所述，新疆发现的头骨创伤通常是与对手近距离打斗造成的，多位于额骨和顶骨处，大部分位于左侧，与人类惯用右手有关。由箭镞造成的颅骨骨折案例较多，多分布于天山—阿尔泰山沿线，或与新疆地区草原游牧人群多用弓箭作战有关。鼻骨骨折较为常见，可能与成年人间的拳脚打斗有关。未成年人的头骨创伤率极低，杀殉现

---

① 祁小山、王博编著：《丝绸之路·新疆古代文化（续）》，新疆人民出版社 2016 年版，第 357 页。
② 〔美〕薇姬·莱昂：《西方古代科学与信仰趣事杂谈》，贾磊译，山东画报出版社 2014 年版，第 120 页。
③ 王永笛：《下坂地墓地出土人类遗骸研究》，硕士学位论文，吉林大学，2018 年，第 72—73 页。

象不多。与此相反，在外贝加尔地区匈奴墓中暴力殉葬现象普遍，如德列斯图伊（Direstuj）墓地 M 44b，未成年人，额骨右侧有尖状物击打形成的贯穿伤，创面呈菱形。类似现象在德列斯图伊较为常见，受害者均为少年儿童，多埋葬于主墓周围，表明匈奴贵族有杀殉未成年人的野蛮葬俗。上述发现印证了《史记·匈奴列传》的记载："其送死，有棺椁金银衣裳，而无封树葬服，近幸臣妾从死者多至数千百人。"《汉书·匈奴传》与《史记·匈奴列传》记载基本相同，只是"数千百人"作"数十百人"。[①]

头部创伤致死率较高，且恢复期长，甚至会留下后遗症。以且末县库木拉勒克墓地 99QKM 1A 为例，其右侧顶骨损伤长 11 厘米，局部伤口未完全愈合，是典型的棍棒类钝器所致的线状骨折，颅内损伤状况未知。可以推测，99QKM 1A 个体身前经历了漫长的伤后恢复期。[②]

通过对创伤的分析，能够让学界修正已有的历史观点。2009 年，宾夕法尼亚大学考古学与人类学博物馆（University of Pennsylvania Museum of Archaeology and Anthropology）对乌尔王陵（Royal Cemeteries of Ur）出土的两块头骨进行 CT 扫描，发现其头部有锐器击打的致命伤，从而推翻了考古学家莱昂纳德·沃利（Leonard Wolley）有关"苏美尔人（Sumerians）自愿殉葬乌尔王陵"的观点[③]。另一案例是英国学界对理查德三世（Richard III）遗骨的病理学分析。根据历史记载，1485 年 8 月 22 日，在"玫瑰战争"（Wars of the Roses）的最后一战——博斯沃思战役（The Battle of Bosworth Field）中，亨利七世（Henry VII）率军击败理查德

---

① 〔俄〕C. C. 米尼亚耶夫：《外贝加尔匈奴墓研究》，张桢译，伍宇星校，《欧亚译丛》第一辑，商务印书馆 2015 年版，第 31—40 页。

② 王博、付昶：《新疆干尸和改形颅》，新疆人民出版社 2019 年版，第 141 页。

③ 〔英〕保罗·G. 巴恩：《骨文——讲述人类遗骸背后的考古故事》，张全超、夏文静译，科学出版社 2017 年版，第 161 页。

三世，导致理查德三世在战斗中阵亡。近年通过对理查德三世遗骨的病理学分析可知，他死于外力打击而造成的 8 处颅骨骨折，另有 1 处肋骨的锐器砍伤和 1 处盆骨的箭镞穿刺伤，补充了历史记载的不足 [①]。

二、其他骨折损伤

根据骨折部位的不同，可以推断死者生前的职业及特殊行为习惯。对欧洲旧石器时代尼安德特人骨折现象的研究表明，尼安德特猎人对大型动物采取近身肉搏式狩猎，甚至对野兽进行背部刺杀。上述狩猎方式导致尼安德特人易遭受严重的骨折伤害，而现代智人主要采用远距离投射进行狩猎，二者狩猎策略差异明显 [②]。

欧洲新石器时代晚期（距今 5100 年前）的研究案例是奥茨（Otzi）冰人。考古学家通过 X 射线扫描，发现其死因是刺穿于左侧肩胛骨内侧大动脉的石箭镞。奥茨冰人前额、手指有搏斗时遗留的砍痕，属于抵挡锐器形成的防御性伤口；右侧肋骨骨折愈合，左肋仍有多处骨折。上述研究表明，奥茨冰人曾长期从事山地狩猎活动，并与邻近人群存在激烈的生业冲突。

骨折创伤研究还被用来确定生活状况、死因以及还原战场状况。

（1）埃及萨卡拉（Saqqara）阶梯式金字塔及达克拉绿洲（Dakhla Oasis）附近出土的人骨显示，多数死者存在颈椎、脊柱骨折或劳损的情况。研究人员认为，上述创伤与劳工长期头顶重物负重行走有关。

①〔英〕布莱恩·费根：《耶鲁古文明发现史》，刘海翔、甘露译，人民日报出版社 2020 年版，第 265 页。
②〔法〕伦默莱：《人之初——人类的史前史、进化与文明》，李国强译，商务印书馆 2021 年版，第 81—124 页。

此外，埃及发现的女性木乃伊前臂骨折现象较多，学界认为或与埃及女性生前频遭家庭暴力有关[①]。

（2）对埃及法老图坦卡门（Tutankhamun）死因的确定。1968年，考古学家通过 X 射线发现图坦卡门颅骨存在骨折现象，因而出现了"图坦卡门死于谋杀"的观点。2005年，上述结论被新的研究成果否定——通过对图坦卡门木乃伊的全 CT 扫描显示，法老死于腿骨骨折引发的严重感染[②]。

（3）对中世纪战争现场的还原。1461年，英格兰贵族爱德华（Edward）在"玫瑰战争"（Wars of the Roses）中取得了"陶顿（Townton）战役"的胜利，最终登上英王宝座成为爱德华四世。据历史记载，这场战役的阵亡者高达 2 万余人。考古学家通过对阵亡者骨折状况的研究，还原了战役最后时刻的历史信息——阵亡者均为 16—50 岁的男性，生前曾长期从事重体力劳动，健康状况较差，普遍患有败血症、佝偻等疾病，表明他们绝大多数来自社会底层。多数死者骨骸上留有 7—8 处锐器与钝器伤，部分死者的前臂遭受多次击打，表明他们曾在死前的最后时刻抵挡对手，但最终均死于残酷的屠杀[③]。

（一）东天山区

巴里坤县东黑沟墓地 93BYJHM8，男性，左股骨下端内侧有单侧骨折错位愈合痕迹，此类骨折现象较为少见。病理分析表明："患者在屈膝状态下（可能是乘骑状态）股骨受到瞬间冲击力影响，导致

---

① 〔美〕谢尔登·沃茨：《世界历史上的疾病与医学》，张炜译，商务印书馆 2017 年版，第 24 页。

② 〔美〕温迪·克里斯坦森：《古代埃及帝国》，郭子林译，商务印书馆 2019 年版，第 58 页。

③ 〔英〕布莱恩·费根：《耶鲁古文明发现史》，刘海翔、甘露译，人民日报出版社 2020 年版，第 264—265 页。

错位性骨折。骨折后，患者未进行及时准确的复位固定，致使骨骼错位状态下愈合。"[①]（图 1.6）

吐鲁番市胜金店墓地发现的骨折以线性骨折为主，包括 07TSM3、07TSM18:A、07TSM25:A、07TSM7:D、07TSM7 和 1 例编号不详个体。07TSM3 左侧尺骨、桡骨远端骨折。尺骨与桡骨的远端骨折在线性骨折中尤为常见，多与摔倒或防御伤有关。当危险来临，人类的本能反应是用前臂抵挡。[②]从骨折愈合状况判断，07TSM3 个体愈合状况良好，未见错位愈合情况，但比未骨折的右侧桡骨、尺骨短 2 厘米，推测骨折可能发生于患者青春期，并遗留后遗症。（图 1.7）

（二）中天山区

乌鲁木齐柴窝堡墓地 M9，竖穴偏室墓外围葬 1 成年男性，头向东北（与墓主及墓地其他死者相反），肩胛骨处有一锐器钻出的圆孔，孔洞边缘有愈合痕迹，报告推断该个体为战俘或奴隶，曾长期被贯穿肩胛骨处的绳索束缚[③]。

乌鲁木齐市阿拉沟东口墓地丛葬墓出土部分人体肢骨及头骨处，有明显锐器伤痕迹，墓号及具体信息不详[④]。

和硕县红山沟遗址 2015HHM2，墓葬已扰乱，伤者性别年龄不详，盆骨内嵌一枚青铜箭镞，已穿透骨板，伤口周围见明显铜锈，箭

[①]　魏东：《青铜时代至早期铁器时代新疆哈密地区古代人群的变迁与交流模式研究》，科学出版社 2017 年版，第 78 页。

[②]　R. D. Jurmain, *Stories from the Skeleton: Behavioral Reconstruction in Human Osteology*, Amsterdam: Gordon and Breach Publishers, 1999, p. 217.

[③]　新疆文物考古研究所：《乌鲁木齐柴窝堡古墓葬发掘报告》，《新疆文物》1998 年第 1 期，第 11—31 页。

[④]　张玉忠：《天山阿拉沟考古考察与研究》，《西北史地》1987 年第 3 期，第 106—117 页。

镞或从后腰射入，应为致命伤[①]。

古墓沟墓地 79LQ 2M 30:B，青年男性，右侧髋骨内嵌 1 枚叶状燧石镞，已穿透骨板，应为致命伤[②]。

（三）西天山区

沙湾县大鹿角湾墓地 M 46，右侧股骨骨折，错位性愈合，右腿股骨短于左腿；M 66 个体，右侧第七肋骨劈裂性骨折，右臂肘关节骨折，已愈合，推测患者生前或从高处跌落，身体右侧着地，造成胸、肘、股部位骨折，右臂弯曲受阻，只能保持一种姿势生活[③]。（图1.8）察布查尔锡伯族自治县索墩布拉克墓地甲 M 2A，成年女性，股骨有刀砍伤痕，无愈合痕迹，或为墓主致死的直接原因[④]。尼勒克县奇仁托海墓地 M 105，男性，30—35 岁，右侧髋骨穿刺伤 1 处，无愈合痕迹，或为致命伤[⑤]。库车友谊路墓地，具体墓号不详，其中一根股骨中部见贝状骨片，或为骨折愈合后的骨痂[⑥]。

（四）昆仑山区

民丰县尼雅 95MN 1M 3，男女合葬，死者呈干尸状，保存良好。A 男尸身高 1.75 米，约 35 岁，颈、肩及胯骨见锐器砍伤，长约 14 厘

---

① 新疆文物考古研究所：《和硕县红山沟遗址考古发掘报告》，《新疆文物》2016 年第 2 期，第 4—27 页。
② 王炳华：《古墓沟》，新疆人民出版社 2014 年版，第 128 页。
③ 王瑟：《拂去黄沙——丝绸之路新疆段的历史印迹》，生活·读书·新知三联书店 2018 年版，第 280 页。
④ 新疆文物考古研究所：《察布查尔锡伯族自治县索墩布拉克古墓葬发掘简报》，《新疆文物》1988 年第 2 期，第 19—26 页。
⑤ 张林虎：《新疆伊犁吉林台库区墓葬人骨研究》，科学出版社 2016 年版，第 113—120 页。
⑥ 王博、付昶：《新疆干尸和改形颅》，新疆人民出版社 2019 年版，第 144 页。

米，深已见骨，或为致命伤[1]。B 女尸身高 1.61 米，右脸颊见大面积瘀血，颈椎骨断裂，疑为上吊而亡。

（五）阿尔泰山区

阿勒泰市切木尔切克（原名"克尔木齐"）墓地 M17m2 个体，大腿骨上端、骨盆及尾椎骨内各嵌入一枚青铜镞，推测死于箭伤。M5m4 人骨出土于茔区内小浅坑中，周身见多处骨折外伤，推测为献祭的战俘或牺牲[2]。

三、小结

综上所述，新疆青铜时代至早期铁器时代发现的骨折创伤主要与战争有关，表明当地人群曾遭遇明显而频繁的暴力伤害。人类已知最早的战争创伤证据出土于苏丹北部的萨哈巴（Jebel Sahaba）遗址，年代为公元前 11000 年。考古研究表明，24 具个体的颈椎、躯干骨内均发现了数量不等的石镞，表明上述死者是人类早期战争的受害者[3]。考古学家乔纳森·哈斯（Jonathan Hass）和马修·皮斯泰利（Mathew Piscitelli）在研究了 3000 座距今 12000 年的墓葬后，只发现 4 例与战争有关的证据，表明在农业文明诞生之前战争的规模和数量十分有限[4]。

---

[1] 王炳华主编：《新疆古尸——古代新疆居民及其文化》，新疆人民出版社 2002 年版，第 120 页。

[2] 新疆社会科学院考古研究所：《新疆克尔木齐古墓群发掘简报》，《文物》1981 年第 1 期，第 23—32 页。

[3] 〔美〕罗伯特·L. 凯利：《第五次开始——600 万年的人类历史如何预示我们的未来》，徐坚译，中信出版集团 2018 年版，第 187 页。

[4] Jonathan Haas and Matthew Piscitelli, "The Prehistory of Warfare: Misled by Ethnography, "in *War, Peace and Human Nature: The Convergence of Evolutionary and Cultural Views*, Oxford: Oxford University Press, 2013, pp. 168-190.

近年来，国际学界倾向于对人群整体创伤的特性研究。例如对埃及蒙迪斯（Mendes）神庙神职人员的骨骼研究表明，上述人员曾遭遇过大屠杀，其中部分尸骸甚至是被异地处决后，再搬运而来统一丢弃，其年代恰好处于第一中间期（公元前 2160—前 2055），应与这一时期埃及王朝的更替有关[1]。另外在法国亚眠（Amiens）利贝蒙（Ribemont）早期铁器时代战场遗址中，一次出土了 140 具被斩首的男性尸骨，表明战胜者有猎首习俗[2]。

人类学家布莱恩·弗格森（Brian Ferguson）认为，从新石器时代到早期铁器时代，人类暴力冲突的烈度与频率呈现指数倍增长，说明人口增长、阶级分化与贫富差距促进了人类暴力行为的加剧[3]。新疆青铜时代骨折案例的发生率与数量均低于早期铁器时代，可能与青铜时代人口密度低、生存压力小有关。杨建华将新疆西部青铜时代生业模式归为畜牧业，并推算"1 平方公里的草场只能喂养 6 到 7 头牛，20 至 25 年就将耗尽一个草场，而一个草场的复苏则需要 50 年的时间，这就导致青铜时代人群频繁的迁徙"[4]。据此推算，每个青铜时代聚落的使用年代在 20—25 年，之后便被废弃。青铜时代人群每次迁徙的距离约数十公里，每个聚落都是一个较小的独立单元，其聚落附近的墓葬数量很少，通常仅埋葬少量死者。

---

[1] 中国社会科学院考古研究所编：《埃及考古专题十三讲》，中国社会科学出版社 2018 年版，第 124—125 页。

[2] 〔英〕保罗·G. 巴恩：《骨文——讲述人类遗骸背后的考古故事》，张全超、夏文静译，科学出版社 2017 年版，第 115 页。

[3] Brian Ferguson, "Pinker's List: Exaggerating Prehistoric War Mortality," in *War, Peace and Human Nature: The Convergence of Evolutionary and Cultural Views*, Oxford: Oxford University Press, 2013, pp. 112-131.

[4] 杨建华：《欧亚草原早期城市化过程的终结》，《边疆考古》（第 5 辑），科学出版社 2006 年版，第 220 页。

　　进入早期铁器时代，因为游牧经济的产生导致人口迅速增加，人群迁徙频繁，带来了新的社会发展模式。此外，不可预测事件（干旱、雪灾、瘟疫）与人为的敌对行动，也会加剧不同人群间的冲突，进而演化为暴力行为，甚至是蓄意的战争。通过对骨折部位的分析可知，近90%的骨折发生在死者面部左侧，表明绝大多数击打发生于面对面的冲突之中。根据愈合状况判断，此类创伤的目的是致命，而非捕俘或警告性的。由此可知，进入早期铁器时代，新疆地区的生存压力由于人口的迅速增加而变大，人群间的冲突进一步加剧。

　　生态环境差异会导致骨折创伤率的不同。一般情况下，草原游牧人群的创伤率要高于绿洲农业与畜牧业人群。对于这一现象，西方学者曾指出"迁徙会增加人群冲突的可能"。冲突既有内部冲突，也有外部冲突。因此频繁迁徙移动的人群更重视联盟和社会关联，具有更高形态的政治组织形式。相对绿洲定居人群而言，游牧人群需要不断变换营地，应对更多挑战和暴力冲突，客观上增加了创伤的概率。新疆地区的绿洲城邦具是较为封闭的地理空间，绿洲间是延绵不绝的沙漠和戈壁，交通十分不便，所以冲突更多集中于内部，容易形成割据力量，因此《汉书·西域传》会有"西域三十六国"之说。外部势力对绿洲实施有效的政治管理，需要派遣官员、军队、信差等，增加了治理与交流的成本。

　　另外，公元前3—前1世纪伊犁河谷的创伤率异常偏高，或与历史文献记载的塞种、大月氏、乌孙、匈奴、汉朝在此的角逐有关。《史记》载，公元前203—前176年后，匈奴崛起于蒙古高原，东灭东胡，西破月氏，楼兰、乌孙、呼揭等部归属匈奴。大月氏西迁伊犁河流域，击败塞种，迫使塞王率众南越"悬度"（今兴都库什山）。公元前174—前161年间（另说为公元前139—前129年间），匈奴联合乌孙攻击大月氏，杀死月氏王。大月氏迁徙进入"妫水"（阿姆河）与"药杀水"（锡尔河）之间。继大月氏之后，乌孙占据伊犁河流域，并与匈奴产生摩擦。张骞"凿空"之后，汉朝联合乌孙对抗匈奴，并多次主动出击。伊犁河谷的大量人骨创伤案例或与上述历史事件存在联系。

暴力是人类达到目标的方式之一。与情绪化导致的暴力发泄不同，战争行为是精心设计的非个人化的群体冲突。由于战争关系到物质生活，涉及群体的生死存亡，暴力文化因此被构建出来，古人们褒扬战争，通过暴力摄取权力。在新疆青铜时代至早期铁器时代的考古发掘中，猎首、割头皮、制作头骨碗等暴力文化已成为一种普遍现象。（图 1.9）如尼勒克县加勒克斯卡茵特（也作"加勒格斯哈音特"）墓地M 196 与 M 172，墓主皆为一次葬，其他骨骼均在生理位置，唯头盖骨被人工锯切，切痕平整，未见骨渣、骨片[1]。索墩布拉克墓地甲 M 1，墓室中央青石上见一青年男性头盖骨，眉骨以下部位被平整斫去[2]。

玛利亚·金布塔斯（Marija Gimbutas）在"库尔干理论"（Kurgan Hypothesis）中指出，大型石构墓葬及建筑在欧亚草原的兴起，标志着早期游牧人群父权制度的建立，而这一制度建立在对外扩张与征服的暴力文化基础之上[3]。特别是早期印欧人群崇尚杀戮，构建出大量"英雄"形象，并以"史诗"方式为其歌功颂德，如《梨俱吠陀》《阿维斯塔》《伊利亚特》等。自青铜时代起，新疆已经出现了"库尔干"

① 周晓明：《新疆尼勒克县加勒格斯哈音特和铁木里克沟口墓地考古发掘成果简述》，《西域研究》2004 年第 4 期，第 102—104 页。
② 新疆文物考古研究所：《察布查尔锡伯族自治县索墩布拉克墓地》，《新疆文物》1988 年第 2 期，第 19—26 页。
③ 林俊雄：《草原王权的诞生——斯基泰与匈奴，早期游牧国家文明》，陈心慧译，八旗文化出版社 2019 年版，第 154—171 页。

类型的石构墓葬与祭坛。到早期铁器时代，墓葬封堆的差距进一步扩大，大者直径 80—100 米，高度约 10 米；小者直径不过 2—3 米，高度不足 20 厘米。在一些大型墓葬或祭祀遗址中，偶见殉人与人牲遗骸，说明暴力崇拜曾是亚洲内陆权力秩序的基本形式之一。

第二章　齿科疾病

　　牙齿，是人体结构中最坚固、化学性质最稳定的组织之一。牙齿独特的稳定性，为学界探索古代人群的饮食、卫生、疾病、环境、生业模式以及文化习俗等内容，提供了珍贵的考古信息。

　　牙齿的疾病考古研究，包括宏观和微观两个层面，同时涉及历史学、地理学、人类学、民族学等领域。自20世纪80年代起，西方学者已尝试通过龋齿与牙结石分析来还原古人的食谱；利用牙釉质的稳定同位素来记录古人的迁徙与流动性；借助氟斑牙、牙釉质不全等现象探讨人地关系与生存压力。另外，与牙齿相关的其他疾病，如牙齿过度磨耗、偏斜式磨损等，也能反映出两性社会分工及手工业生产的相关信息。

一、龋齿

　　龋齿（Caries），是一种感染性、遗传性的疾病，通常在牙齿表面形成病变斑点或孔洞，主要由嗜酸乳酸菌、口腔变形链球菌与食物残渣、唾液等共同作用形成，在生活中较为常见。龋齿易发生于齿冠、齿根，一般下颌牙因咬合面沟裂较多，容易滞留食物残渣，患龋率高于上颌。美国人类学家安德里亚·库奇那（Andrea Cucina）在巴基斯坦梅尔伽赫（Mehrgarh）一处哈拉帕（Harappa）文化遗址中，发现

11 枚带有钻孔的人类牙齿，其中 4 枚有龋齿现象。考古学界认为这或许是世界上最早的龋齿及相关治疗的证据。对埃及木乃伊的研究显示，古埃及人普遍患有龋齿，其罹患率远超现代人群。根据纸草文书记载，埃及人认为龋齿是由虫蛀造成的，而亚述人也持有类似观点。[1]

新疆青铜时代至早期铁器时代人群存在龋齿现象，但整体罹患率不高。根据已有资料，按地理单元分为五个区：

（一）天山东段

（1）哈密地区，样本来自巴里坤县黑沟梁墓地和伊吾县拜其尔墓地。

巴里坤县黑沟梁墓地样本 17 例，男性 10 例，女性 5 例，性别不明 2 例。93BYJHM6B，男性，45 岁，下颌右侧第二臼齿、第三臼齿咬合面可见龋洞，下颌右侧第二臼齿舌侧齿冠严重。93BYJHM14B，男性，约 25 岁，下颌右侧第一、第二臼齿与下颌左侧第一臼齿有明显龋洞[2]。

伊吾县拜其尔墓地样本 8 例，其中男性 3 例，女性 5 例。2004HYBM6，女性，20—25 岁，左侧第二磨牙严重龋齿，齿冠完全腐蚀，根尖孔暴露。2004HYBM5，女性，25 岁，右侧第二前磨牙严重龋齿，齿冠被完全腐蚀，根尖脓疡，左侧第二磨牙齿冠完全腐蚀[3]。

（2）吐鲁番地区，样本来自加依墓地和胜金店墓地。

加依墓地样本 69 例，其中 13 例个体罹患龋齿（齿数 15 枚），发

① 〔英〕史蒂夫·帕克：《DK 医学史：从巫术、针灸到基因编辑》，李虎译，中信出版集团 2019 年版，第 17 页。
② 魏东：《青铜时代至早期铁器时代新疆哈密地区古代人群的变迁与交流模式研究》，科学出版社 2017 年版，第 48—91 页。
③ 新疆文物考古研究所等：《新疆拜其尔墓地 ——2004—2005 年度发掘报告》，文物出版社 2020 年版，第 230 页。

病率为 18.8%。其中男性为 9.1%，女性为 28.6%，女性患病率是男性 3 倍以上。[1]

胜金店墓地样本 32 例，有 3 例个体罹患龋齿，以侧面龋为主，占总个体数的 9.4%。[2]

鄯善洋海墓地样本 388 例，出现龋齿个体 95 例，占总数的 24.5%，其中未成年 1.3%，青年 4.9%，壮年 9.5%，中年 8%[3]。

（二）天山中段

乌鲁木齐市萨恩萨伊墓地样本 24 例（283 枚），出现龋齿 8 枚，比例为 2.83%。24 例个体（男性 21 例，女性 3 例）中 6 人患有龋齿，罹患率 25%。6 例龋齿个体中，男性 4 例，女性 2 例，男性发病率 19.0%，女性发病率 66.7%，女性发病率高于男性 3 倍。[4] 通过对萨恩萨伊墓地龋齿率及小麦淀粉残留物的分析，贾伟明认为"萨恩萨伊人群种植小麦的时间要早于小河墓地"[5]。

巴音郭楞蒙古自治州和静县莫呼查汗墓地样本 23 例（384 枚），仅 3 例（IIM 9、IIM 63、IIM 78）4 枚牙齿出现龋齿，比例 13.4%，罹患率 2.83%。其中青铜时代 20 例，仅 IIM 9 男性 1 例 2 枚龋齿，占比 5%；牙齿样本 335 颗，罹患率 0.6%。早期铁器时代牙齿 49 枚，其中龋齿 2 枚，罹患率 4.1%。牙齿来自 3 例个体（男性 2 人，女性 1

① 张雯欣：《新疆吐鲁番加依墓地青铜—早期铁器时代居民牙齿磨耗研究》，硕士学位论文，吉林大学，2018 年，第 26—31 页。
② 李志丹：《新疆吐鲁番胜金店墓地人骨研究》，硕士学位论文，吉林大学，2015 年，第 47 页。
③ 吐鲁番市文物局等：《新疆洋海墓地》，文物出版社 2019 年版，第 658 页。
④ 新疆文物考古研究所：《新疆萨恩萨伊墓地》，文物出版社 2013 年版，第 210—223 页。
⑤ P. W. Jia, F. M. Chau, *Early Wheat Cultivation and Plant Use in Xinjiang Prehistoiy:New Evidence from Starch Analysis*, Archaeology and Conservation Along the Silk Road, Conference 2016 Postprints, Vienna: Bohlau Verlag Wien Koln Weimar, 2018, pp.31-48.

人），女性（IIM 63）患者 1 例，男性（IIM 78）患者 1 例，男性发病率 50%，女性发病率 100%。[1]

（三）天山西段

（1）伊犁河谷，样本出自尼勒克县吉林台库区墓地、新源县铁木里克墓地、巩留县山口水库墓地与恰甫其海水库墓地。

吉林台库区墓群样本 188 例，其中 10 例罹患龋病，罹患率为 5.32%；样本牙齿总数 2096 枚，发现龋齿 12 枚，龋齿罹患率 0.57%。[2]

山口水库墓地样本 2 例。05YGSM 41，女性，年龄约 30 岁，有严重龋齿现象；05YGSM 63，男性，下颌见 2 颗龋齿。[3]

恰甫其海水库墓地样本 56 例（921 颗），其中 7 例个体的 7 颗牙齿出现龋齿，其中男性 3 例，女性 4 例。样本个体出现率为 12.5%，罹患率 0.76%。[4]

恰甫其海水库墓地古代居民龋齿分布情况

墓号	年龄	性别	龋齿位置
03TKQA15M45	30±	男	下颌左侧第二白齿
03TKQA15M54	40±	男	上颌左侧第一白齿
03TKQA15M68	25±	男	上颌左侧第三白齿
03TKQA9M1	20—25	女	上颌左侧第一白齿
03TKQA9M6	20—25	女	上颌右侧第三白齿

[1] 新疆文物考古研究所：《新疆莫呼查汗墓地》，科学出版社 2016 年版，第 372 页。
[2] 张林虎：《新疆伊犁吉林台库区墓葬人骨研究》，科学出版社 2016 年版，第 125—128 页。
[3] 聂颖、阮秋荣、朱泓：《伊犁巩留县山口水库墓地出土人骨研究》，《新疆文物》2018 年第 3、4 期合刊，第 66—79 页。
[4] 聂颖：《伊犁恰甫其海水库墓地出土颅骨人类学研究》，硕士学位论文，吉林大学，2014 年，第 73—74 页。

墓号	年龄	性别	龋齿位置
03TKQA15M39	25—30	女	上颌左侧第二臼齿
03TKQA15M45	30±	男	下颌左侧第二臼齿

铁木里克墓地样本 11 例，龋齿个体 2 例，比例为 18.2%。观察牙齿 150 枚，男性 109 枚，女性 41 枚，发现龋齿 5 枚，其中男性 4 枚，占男性牙齿比例的 3.7%；女性 1 枚，占女性牙齿比例的 2.4%。整体分析可知，男女两性龋齿率接近，男性略高[1]。

（2）阿克苏地区，样本来自拜城县多岗墓地。

多岗墓地牙齿样本 580 枚，出现龋齿 32 枚，比例为 5.5%。男性牙齿总数 298 枚，龋齿 18 枚，比率为 6.0%；女性牙齿 271 枚，龋齿 13 枚，比率为 4.8%。整体来看，多岗人群龋齿率偏低，男女两性龋齿率接近，男性略高。[2]

（四）帕米尔高原

塔什库尔干县下坂地墓地青铜一期统计个体 27 例（男性 15 例，女性 12 例），其中 5 例患龋齿（男性 3 例，女性 2 例），占个体总数的 18.52%。男性龋齿率为 20%，女性龋齿率为 16.7%，男性患病率略高[3]。AIIM31 下颌左侧第二臼齿、AIIM39 下颌左侧第二前臼齿、AIIM30 下颌右侧第二臼齿，3 例龋齿主要发病于牙冠，龋患较轻。AIIM42 龋洞较重[4]。上述 5 例龋患个体牙结石较轻，而下坂地人群整

① 梁勇：《新源县铁木里克古墓葬人牙牙病分析》，《新疆文物》1987 年第 3 期，第 92—96 页。
② 中国社会科学院考古研究所等：《拜城多岗墓地》，文物出版社 2014 年版，第 261—265 页。
③ 张雯欣：《新疆吐鲁番加依墓地青铜—早期铁器时代居民牙齿磨耗研究》，硕士学位论文，吉林大学，2018 年，第 26—31 页。
④ 王永笛：《下坂地墓地出土人类遗骸研究》，硕士学位论文，吉林大学，2018 年，第 65 页。

体牙结石患病率较高，牙结石或在某种程度上抑制龋齿的发生。

（五）昆仑山沿线

民丰县尼雅墓地 97MN1M1:B，女性，45 岁以上，左侧第一前臼齿有龋洞，患有龋齿。97A3M1:A，男性，50—55 岁，患有龋齿。97A3M1:C，女性，50—55 岁，下右犬齿及第一臼齿有龋洞。[1]

且末县扎滚鲁克一号墓地 M14 样本 14 例，其中 2 例存在龋齿，比例为 11.76%。牙齿样本共 188 颗，其中 2 颗有龋面，罹患率 1.06%。M14K，男性，35—45 岁，右上 P1 龋齿。M14N，女性，35—40 岁，右上 C 龋齿[2]。扎滚鲁克一号墓地 M64 样本 11 例，其中 2 例（均为男性）见龋齿，患病率 18.18%，牙齿样本共 91 颗，其中龋齿 4 颗，罹患率 4.40%。[3] 由于样本中牙齿生前脱落现象明显，其实际罹患率可能更高。

（六）小结

综上所述，龋齿的发病机理是多方面造成的，其诱因较为复杂。鲍威尔（Powell）将发病原因归结为以下四个方面：（1）环境因素，如食物或水中的微量元素；（2）病原因素，如致病细菌；（3）外因，如饮食、口腔卫生等；（4）内因，如牙齿的形状结构等[4]。拉尔森

---

[1] 中日共同尼雅遗迹学术考察队：《中日共同尼雅遗迹学术调查报告书（第二卷）》，真阳社 1999 年版，第 161—173 页。

[2] 付昶、王博：《音乐之家 —— 且末扎滚鲁克一号墓地 M14 出土颅骨研究》，《新博文苑》2016 年第 2 期，第 17—49 页。

[3] 付昶、王博：《且末县扎滚鲁克一号墓地 M64 出土颅骨研究》，《吐鲁番学研究》2018 年第 2 期，第 94 页。

[4] Powell, "The Analysis of Dental Wear and Caries for Dietary Reconstruction," in *Analysis of Prehistoric Diets*, London: Academic Press, 1985, p. 317.

（Larsen）指出，龋齿的发病率与性别有关，"从古到今，女性都有较高的龋齿罹患率"。[1] 新疆的情况较为特殊：（1）在东天山及中天山地区，女性龋齿罹患率要高于男性，部分地区甚至达到 3 倍；（2）在西天山地区，男性与女性的龋齿罹患率基本持平，且部分样本的男性罹患率要略高。

上述现象或与中亚地区女性具有较高社会地位有关。龋齿的发病率与社会地位密切相关。社会地位较高者，通常存在更高的蛋白质摄入量，其口腔卫生状况更好，有条件接受口腔护理，因此龋齿发病率较低。近年来，贾伟明等学者通过对萨恩萨伊墓地龋齿的显微观察和数据对比，指出萨恩萨伊人群于公元前三千纪已开始种植小麦，其年代要早于小河墓地[2]，但当地人群的饮食仍倾向于肉食类，似乎女性摄入的植物类碳水化合物更多。（图 2.1）

二、牙槽脓肿与根尖周脓肿

当牙齿遭遇严重龋齿、过度磨损或外伤造成牙髓腔暴露时，细菌会进入空腔导致牙槽或根尖感染，形成脓肿。随着脓液的积聚，压力逐渐增大，进而在牙床表面形成窦，导致脓液外溢，边缘出现一些骨膜反应。[3] 从疾病考古角度而言，上述病变阶段较易在骨骼上鉴别。当上颌臼齿发生齿槽脓肿时，常伴有上颌窦炎发生。学界认为，牙槽

① C. S. Larsen, *Bioarchaeology: Interpreting Behavior from the Human Skeleton*, Cambridge: Cambridge University Press, 1997, pp. 72-77.

② P. W. Jia, F. M. Chau, *Early Wheat Cultivation and Plant Use in Xinjiang Prehistory:New Evidence from Starch Analysis, Archaeology and Conservation Along the Silk Road*, Conference 2016 Postprints, Vienna: Bohlau Verlag Wien Koln Weumar, 2018, pp. 31-48.

③ S. Hillson, *Teeth*, Cambridge: Cambridge University Press, 1986, p. 316.

脓肿（Alveolar Abscess）与根尖周脓肿（Periapical Abscess）会导致牙齿坏死，最终出现牙齿生前脱落现象。

鉴于材料的有限性，牙槽脓肿与根尖周脓肿的发病率被长期低估。学界对齿槽脓肿的判定标准不尽相同，但会将窦或窦口的出现作为重要依据。在考古发现中，假窦口十分常见，特别是上颌骨前部，该区域的牙根非常接近骨骼表面，死后的骨骼破损常被误认为"牙根暴露的窦口"。一般认为，窦口边缘圆钝有愈合痕迹，也可判断为生前发生病变。通常情况下，牙髓受累和坏死是根尖周脓肿的典型特征。例如法国考古学界对埃及法老拉美西斯二世（前 1304—前 1212年）木乃伊的病理学分析认为，拉美西斯二世（Ramses II）生前出现了严重的牙槽脓肿症状。

（一）天山东段

吐鲁番市胜金店墓地（2007）样本 32 例，普遍存在根尖周脓肿和牙周病现象，如 07TSM 18:A 等。

吐鲁番市加依墓地样本 69 例，其中根尖周脓肿 32 例，占总数的 46.4%。鄯善县洋海墓地样本 441 例，病变个体 173 例，占总数的 39.2%，其中青年期为 1.8%，壮年期 13.2%，中年期 22.7%，未见未成年期病例 [1]。

托克逊县鱼儿沟墓地 08TTAM 1，A、E、H 个体齿根暴露超过 2 毫米，部分牙齿生前脱落，齿槽已闭合 [2]。

① 吐鲁番市文物局等：《新疆洋海墓地》，文物出版社 2019 年版，第 678 页。
② 陈靓、熊建雪：《托克逊县鱼儿沟墓地 M1 出土人骨的生物考古学研究》，《新疆文物》2015 年第 2 期，第 99—106 页。

（二）天山中段

乌鲁木齐市萨恩萨伊墓地 13 例个体（29 枚牙齿）出现牙槽脓肿，比例为 10.25%，占个体数的 54.17%[①]。

和静县莫呼查汗墓地样本 23 例（384 枚），病变个体 8 例（43 枚牙齿），个体患病率为 34.78%，罹患率为 11.2%。其中除 IIM 78 为早期铁器时代外，其余 7 例均为青铜时代，占青铜时代个体数（20 例）的 35%。青铜时代牙齿样本共 355 枚，39 枚有脓肿现象，罹患率为 10.99%[②]。

尉犁县营盘墓地样本 22 例，其中 6 例个体患根尖周脓肿，男 4 例，女 2 例，占观察个体总数的 27.3%[③]。

（三）天山西段

巩留县山口水库墓地 05YGSM 63，上颌牙齿生前全部脱落，齿槽基本愈合，上颌骨左侧见上颌窦炎，边缘光滑，窦口为瘘口。05YGSM 38 下颌骨左侧门齿根间脓瘘，齿根暴露。上述患者生前牙槽骨为慢性炎症导致的水平型吸收[④]。

巩留县恰甫其海墓地采集样本 56 例（921 枚），其中 15 例见根尖周病，个体出现率为 26.79%；患根尖周病的齿数为 76 枚（上颌 43 枚，下颌 33 枚），罹患率为 8.25%[⑤]。

① 新疆文物考古研究所：《新疆萨恩萨伊墓地》，文物出版社 2013 年版，第 210—223 页。
② 新疆文物考古研究所：《新疆莫呼查汗墓地》，科学出版社 2016 年版，第 369—377 页。
③ 陈靓：《新疆尉犁县营盘墓地古人骨的研究》，《边疆考古研究》（第 1 辑），科学出版社 2002 年版，第 323—341 页。
④ 聂颖、阮秋荣等：《伊犁巩留县山口水库墓地出土人骨研究》，《新疆文物》2018 年第 3、4 期合刊，第 66—79 页。
⑤ 聂颖：《伊犁恰甫其海水库墓地出土颅骨人类学研究》，硕士学位论文，吉林大学，2014 年，第 74—75 页。

新源县铁木里克墓地采集样本 11 例，共有 4 例患病，比例为 36.4%。被观察牙齿 150 枚，其中 4 枚见齿槽脓肿现象，罹患率为 2.67%[1]。

（四）帕米尔高原

塔什库尔干县下坂地青铜时代人群中共有 17 例患病，占总人数的 44.44%，其中女性 8 例，男性 9 例，两性患病率基本相当。从患病位置看，多集中在臼齿、前臼齿部位，门齿部位偶有发现[2]。整体分析可知，下坂地人群的根尖周脓肿比例较高，可能与帕米尔高原海拔高，气候寒冷干燥，当地人群饮食缺乏水果蔬菜有关。

下坂地墓地齿槽脓肿与根尖周脓肿情况表

墓号	性别	年龄	具体情况
AIIM4	女	20—23	左上 P1 左下 C 根尖周脓肿。
AIIM24	男	25—30	右上 I1 齿槽脓肿。
AIM14	男	20—23	左上 C，深约 7.86 毫米、宽约 3.90 毫米。
AIM14 下层	女	20—25	左下 P2 及与其相连的 M1。
AIIM18	女	25—30	上颌左、右侧 M1、M2 严重。
AIIM18	男	25—30	右下 P1、M1；左上 C、M1。
AIIM105	男	20	左上 I1 根尖并牵连 I2，在上颚处形成一个圆形漏孔。
AIIM102	男	成年	左上 I1、I2、C；右上 I1、M1；左下 M2；右下 I1、I2、C、M1。
AIIM100	女	23	左上 M2 根尖周脓肿。
AIIM48	男	25	左下 M3、M2 齿根部；右上 M3、I1；右下 M1、M2。
AIIM46	女	30	右上 C；上颌左、右侧 M2、右上 M1。

---

[1]　梁勇：《新源县铁木里克古墓葬人牙牙病分析》，《新疆文物》1987 年第 3 期，第 92—96 页。
[2]　王永笛：《下坂地墓地出土人类遗骸研究》，硕士学位论文，吉林大学，2018 年，第 69—70 页。

墓号	性别	年龄	具体情况
AIIM45	男	20—25	左上 M1 根尖周脓肿。
AIIM39	女	45—50	左上 M1 舌侧重于颊侧，并累及 P2；右上 C 累及 P1；左下 I1 累及右侧 I1。
AIIM32	女	20	左上 M1 根部与颧弓相通；右上 I2。
AIIM30	男	35—40	右下 M1 唇面有根尖周脓肿。
AIIM24	男	25—30	右上 I1。
AIIM4	女	20—23	左上 P1 左下 C 根尖周脓肿。

（五）昆仑山沿线

且末县扎滚鲁克一号墓地 M14 样本 17 例，有 6 例（男性 4 例，女性 2 例）存在齿槽脓肿和根尖周脓肿，其中壮年个体 1 例，中年个体 5 例，均出现于唇侧和颊侧，患病率为 35.29%。[①]扎滚鲁克一号墓地 M64 样本 11 例，有 6 例（男性 4 例，女性 2 例）存在齿槽脓肿和根尖周脓肿，其中壮年个体 3 例，中年个体 3 例，患病率为 54.55%[②]。结合上述情况可知，女性患病率低于男性，或与两性间的饮食差异有关。

民丰县尼雅墓地样本 23 例，其中牙周病 5 例（21.7%），根尖周脓肿 6 例（26.1%），男性患病率高于女性。95MN1M1:B，40 岁男性，下颌中侧门齿齿根暴露，患有牙周病。95MN1M4:A，56 岁以上男性，上颌右犬齿、第一臼齿及左侧门齿、犬齿齿槽均见根尖周脓肿。95MN1M4:B，男性，约 55 岁，第三臼齿先天缺失，上颌与下颌第一、二臼齿均见根尖周脓肿和牙周炎。95MN1M8:A，45 岁男性，左下颌

① 付昶、王博：《音乐之家——且末扎滚鲁克一号墓地 M14 出土颅骨研究》，《新博文苑》2016 年第 2 期，第 17—49 页。
② 付昶、王博：《且末县扎滚鲁克一号墓地 M64 出土颅骨研究》，《吐鲁番学研究》2018 年第 2 期，第 95 页。

第一臼齿齿槽骨出现空洞，属根尖周脓肿。97MN1M1:A，50—55 岁男性，多数牙齿生前已脱落，残存牙齿齿根暴露 1/2 以上，第一前臼齿和臼齿有明显空洞，患牙周炎和根尖周脓肿。97MN1M1:B，45 岁以上女性，上下颌齿槽严重萎缩，上侧第一前臼齿和臼齿齿槽空洞，患牙周炎和牙槽脓肿。97A3M1:A，50—55 岁男性，患牙周炎和根尖周脓肿。[①]

（六）小结

有学者认为，新疆考古发现的根尖周脓肿数量被严重低估。通常情况下，根尖周脓肿发展到窦洞形成阶段方可在骨骼标本上裸眼鉴定，但前期病变则只能借助 X 射线影像判断[②]。根尖周脓肿发病率较高或与当地人群冬季饮食缺乏维生素 C 有关，特别是在缺少蔬菜、水果的情况下，根尖周脓肿较易发生。另外，咀嚼坚硬食物、外伤和牙齿过度磨损也会引发根尖周脓肿。

三、牙周病与牙齿生前脱落

牙周病（Periodontopathy）是现代齿科的常见疾患，牙结石堆积、龋齿、外伤，及维生素缺乏等，均可能导致牙周病的发生。牙周病罹患率较高，其主要症状是齿槽萎缩使牙根明显暴露。病变初期，常见上、下颌软组织感染，之后转移至骨组织内，骨质吸收、固定牙齿的牙周系带随之脱落，齿槽骨与牙骨质釉质结合处距离增大，最终导致

[①] 中日共同尼雅遗迹学术考察队：《中日共同尼雅遗迹学术调查报告书》（第二卷），真阳社 1999 年版，第 161—173 页。

[②] 张雯欣：《新疆吐鲁番加依墓地青铜—早期铁器时代居民牙齿磨耗研究》，硕士学位论文，吉林大学，2018 年，第 34 页。

牙齿脱落。[1] 牙齿脱落后，齿槽会出现吸收现象。一般认为，齿槽水平吸收多由炎症引起，形成骨上袋；垂直吸收则由创伤引起，形成骨下袋。此外还有一种较为常见的先天性牙齿缺失（又称缺牙症，或牙齿发育不全），属于家族遗传性疾病，发病率不足 1%，其与牙齿生前脱落原理并不相同，应注意区分。现代疾病考古学认为，牙周病是一种食痕现象。牙菌斑释放毒素，导致身体产生对抗感染的细胞因子。牙菌斑越多，免疫系统反应越大。随着二者间的互动加剧，牙龈、下颌及其他软组织均会被"误伤"，牙齿损害可以被视为一种间接伤害。[2]

（一）天山东段

伊吾县拜其尔墓地 2004HYBM 5，女性，25 岁，右侧 M1 与 M2 有严重牙周病。2004HYBM 6，女性，20—25 岁，上颌多数牙齿生前脱落。

巴里坤县黑沟梁墓地样本 17 例，全部存在牙齿生前脱落情况，如 93BYJHM 6A 仅保留上颌，两侧前臼齿及臼齿均脱落，右侧齿槽基本萎缩愈合，左侧齿槽处于愈合过程中。从齿槽愈合情况分析，或属于生前外力导致的脱落。93BYJHM 8D 与 93BYJHM 11F，上颌牙齿全部脱落，齿槽萎缩，下颌仅保留部分牙齿。93BYJHM 8 填土中还出土一块下颌骨，仅存右侧第一臼齿、第一前臼齿、第二前臼齿、犬齿、左侧中门齿[3]。

吐鲁番市胜金店墓地（2007）样本 32 例，有较为普遍的牙周病，

---

[1]　S. Hillson, *Teeth*, Cambridge: Cambridge University Press, 1986, pp. 305-309.

[2]　〔美〕皮特·S. 昂加尔：《进化的咬痕：牙齿、饮食与人类起源的故事》，韩亮译，新世界出版社 2019 年版，第 225 页。

[3]　魏东：《青铜时代至早期铁器时代新疆哈密地区古代人群的变迁与交流模式研究》，科学出版社 2017 年版，第 48—91 页。

如 07TSM18:A 罹患牙周病。鄯善县洋海墓地样本 476 例，共 222 例个体出现牙周病，占比 46.7%。其中青年期为 1.5%，壮年期为 15.8%，中年期为 27.1%。[①] 吐鲁番市加依墓地样本 30 例个体牙齿生前脱落，占总样本数的 43.5%；牙周病出现个体 26 例，占总样本数的 37.7%[②]。

（二）天山中段

乌鲁木齐市萨恩萨伊墓地有 4 例（26 枚牙齿）出现生前脱落，占总个体数的 17.39%，罹患率为 9.32%，患者均在中年组[③]。

和静县莫呼查汗墓地病例样本 13 例，共 118 颗牙齿已生前脱落，牙槽部分愈合或已愈合，占总个体数的 56.52%。除 IM154 为壮年外，其余 12 例个体均在中、老年组，5 例老年组个体生前牙齿已全部脱落。第一、二期 20 例样本中，50% 个体有生前脱落现象[④]。（图 2.2）

呼图壁县康家石门子墓地（2008）发掘墓葬 36 座，随机抽样 4 例，其中 1 例 M4（男，约 30 岁）下颌 C、P1 齿根暴露 1/2，患有轻度牙周病，占样本总数的 25%。[⑤]

尉犁县营盘墓地发现 11 例，占总样本数的 50%，其中男性个体 6 例，占男性样本总数的 60%，女性个体 5 例，占女性样本总数的 41.7%，男性患病率略高于女性。[⑥]

---

①　吐鲁番市文物局等：《新疆洋海墓地》，文物出版社 2019 年版，第 658 页。

②　李志丹：《新疆吐鲁番胜金店墓地人骨研究》，硕士学位论文，吉林大学，2015 年，第 45—50 页。

③　新疆文物考古研究所：《新疆萨恩萨伊墓地》，文物出版社 2013 年版，第 210—223 页。

④　新疆文物考古研究所：《新疆莫呼查汗墓地》，科学出版社 2016 年版，第 369—377 页。

⑤　曹浩然等：《呼图壁县石门子墓地人骨研究报告》，《新疆文物》2013 年第 2 期，第 103—106 页。

⑥　陈靓：《新疆尉犁县营盘墓地古人骨的研究》，《边疆考古研究》（第 1 辑），科学出版社 2002 年版，第 323—341 页。

（三）天山西段

巩留县恰甫其海组56例（921枚恒牙）样本，共21例个体（172枚）出现牙周病，患病比例37.5%，罹患率为18.68%；其中齿槽水平吸收齿数170颗，占64.60%；垂直吸收齿数2颗，占0.23%。由此推断，恰甫其海居民所患牙周病是以牙周炎为主。恰甫其海组有24例个体出现牙齿生前脱落，占总人数的42.86%，其中164颗齿位的齿槽边缘有吸收愈合或新骨填充，占总齿数的17.81%。（图2.3）另外，巩留县山口水库墓地05YGSM35、05YGSM65下颌有牙齿脱落，齿槽有愈合现象[①]。

尼勒克县吉林台墓地牙周病罹患率为18.13%（380/2096），患病个体占样本总数的51.60%（97/188）；牙齿生前脱落罹患率为23.28%（488/2096），牙齿生前脱落患者数占样本总数的32.98%（62/188）。[②]

新源县铁木里克墓地牙齿样本150枚，男性牙齿109枚，女性牙齿41枚，共发现15枚牙周病案例，其中男性10枚，占男性牙齿比例的9.2%；女性5枚，占女性牙齿比例的12.2%。整体分析可知，女性样本略高于男性[③]。

（四）阿尔泰山区域

和布克赛尔县219国道松树沟墓地2017THSM15，男性，45—50岁，生前牙齿严重磨损，下颌双侧臼齿及左侧犬齿均生前脱落，牙

---

① 聂颖：《伊犁恰甫其海水库墓地出土颅骨人类学研究》，硕士学位论文，吉林大学，2014年，第79—80页。
② 张林虎：《新疆伊犁吉林台库区墓葬人骨研究》，科学出版社2016年版，第141—144页。
③ 梁勇：《新源县铁木里克古墓葬人牙牙病分析》，《新疆文物》1987年第3期，第92—96页。

槽骨吸收明显。[①]

哈巴河县阿依托汗一号墓地M22:B，中年男性，上下颌有多颗牙齿生前脱落，牙槽骨吸收明显。[②]

（五）昆仑山沿线

且末县扎滚鲁克一号墓地M14采集样本17例，共6例（39枚）存在牙齿生前脱落，占总个体数的35.29%。[③]

于田县流水墓地M26出土完整人骨6具，1号个体为儿童（12岁半—14岁）；2号、3号和5号为成年男性，年龄分别为45—59岁、25—35岁、24—29岁；4号和6号为女性，年龄分别为15—18岁、22—23岁。"6具人骨均无龋齿，牙齿磨损程度较轻，牙周病发病率高"，推测其人群的经济生产模式为游牧、狩猎为主，肉食较为普遍[④]。

（六）小结

牙周病与牙齿生前脱落在新疆青铜时代至早期铁器时代属于高发疾病，导致这一现象的原因与当地人群喜食肉食，冬季缺少水果蔬菜有关。另外食物过于坚硬、粗糙也会导致牙周病的发生。考古发现与民族志材料表明，中亚及新疆地区流行烧烤烹饪，这一方式会使食物干燥坚硬，长期食用会对牙齿造成损害。另外，这一时期各人群口腔

---

① 聂颖、阿力甫江·尼亚孜、朱泓：《和布克赛尔县219国道松树沟墓地出土人骨鉴定与初步分析》，《新疆文物》2018年第1、2期合刊，第129—131页。

② 付昶、胡兴军、王博：《哈巴河县阿依托汗一号墓群M22出土人骨研究》，《新疆文物》2016年第2期，第90—99页。

③ 付昶、王博：《音乐之家 —— 且末扎滚鲁克一号墓地M14出土颅骨研究》，《新博文苑》2016年第2期，第17—49页。

④ 米夏艾勒·舒勒茨等：《新疆于田县流水墓地26号墓出土人骨的古病理学和人类学初步研究》，《考古》2008年第3期，第86—91页。

卫生整体较差，会导致牙周病与牙齿生前脱落普遍出现。

四、牙釉质发育不全

牙釉质发育不全（Enamel Hypoplasias）是一种釉质发育缺陷性疾病，除少数属遗传变异外，主要与6岁之前的营养不良有关，被认为是一种"生存压力指标"。牙釉质发育不良，或牙齿在生长过程中产生的釉质异常，其原因是由全身性新陈代谢功能受损导致造釉细胞障碍产生的。[1]牙釉质发育不全症表现为同一水平线上围绕牙冠出现由浅至深的沟槽，发育不全的凹槽或线条会在同一水平线，甚至跨越几颗牙齿。赫尔森（Hillson）认为，导致牙釉质发育不良有以下几种原因：（1）遗传变异，通过有缺陷的人釉原蛋白基因遗传；（2）局部创伤，乳牙根尖周炎或外伤；（3）系统的新陈代谢压力，如维生素A、D缺乏导致的营养不良。[2]线性牙釉质发育不全在哺乳动物中亦普遍存在。大量数据显示，野猪极少出现牙釉质发育不全现象，而家猪在驯养条件下出现频率较高，这也是区别野猪和家猪的重要指标[3]。

萨恩萨伊墓地1例，M144，女性，成年，门齿和犬齿釉质有轻微横向生长线中断[4]。（图2.4）呼图壁县康家石门子墓地1例，M52，女性，约20岁，左下颌I1、I2、C齿冠中部表面釉质异常。[5]尼雅墓

---

① Haas Jonathan, *Standards for Data Collection from Human Skeletal Remains*, Arkansas Archeological Survey research series No. 44, Fayetteville: Arkansas, 1994, pp. 56-57. O. J. Donald, *Identification of Pathological Conditions in Human Skeletal Remains*, London: Academic press, 2003, pp. 595-596.

② S. Hillson, *Teeth*, Cambridge: Cambridge University Press, 1986, pp. 53-94.

③ 凯斯·道伯涅、安波托·奥巴莱拉等：《家猪起源研究的新视角》，《考古》2006年第11期，第74—80页。

④ 新疆文物考古研究所：《新疆萨恩萨伊墓地》，文物出版社2013年版，第132—133页。

⑤ 曹浩然等：《呼图壁县石门子墓地人骨研究报告》，《新疆文物》2013年第2期，第103—106页。

地 1 例，97A 3M 1:E，男性，50 岁，上下颌前门齿牙釉质开裂[①]。

　　下坂地墓地 AIIM 30，男性，35—40 岁，门齿牙釉质发育不全；AIIM 31，女性，20—25 岁，下颌门齿牙釉质发育不全；AIIM 45，男性，20—25 岁，牙齿多牙釉质发育不全；AIIM 54，男性，约 20 岁，门齿牙釉质发育不全，易破碎且唇面有竖条；AIIM 97，男性，20—23 岁，门齿釉质发育不全，上颌唇面有竖条；AIIM 101，女性，20—25 岁，门齿牙釉质发育不全，整体内撇；AIIM 104，男性，18—19 岁，门齿牙釉质发育不全；AIM 14 下层，女性，20—25 岁，牙釉质发育不全，特别是左、右门齿，有明显横纹；AIM 14，男性，20—23 岁，牙釉质发育不全[②]。

　　由上述牙釉质发育不良现象可知，有 75% 的病例集中出现于塔什库尔干县境内，或与帕米尔高原生存环境恶劣、当地人群生存压力较大有关。下坂地墓地的牙釉质发育不良案例从青铜时代至汉唐时期均有发现，但整体呈递减趋势，说明生产力进步能够改善生存状况，但当地人群仍面临一定的生存压力。

　　在新疆地区出土的牙齿样本中，常见齿面纵向裂缝和釉质崩落情况。关于这一现象目前尚缺乏合理解释，其主要推论有三种：（1）可能是特殊的埋葬条件造成的侵蚀与破坏；（2）食物粗糙导致的咀嚼压力和负荷；（3）当地独特的水质或土壤成分导致的牙齿发育不良[③]。

---

① 中日共同尼雅遗迹学术考察队：《中日共同尼雅遗迹学术调查报告书》（第二卷），真阳社 1999 年版，第 161—173 页。

② 王永笛：《下坂地墓地出土人类遗骸研究》，硕士学位论文，吉林大学，2018 年，第 53—59 页。

③ 付昶、王博：《音乐之家 —— 且末扎滚鲁克一号墓地 M 14 出土颅骨研究》，《新博文苑》2016 年第 2 期，第 17—49 页。

五、斑釉齿现象

斑釉齿（dental fluorosis），又称氟斑牙或氟牙症，其成因与长期生活于高氟地区有关，是氟（F）元素的过度积累，导致牙齿逐渐损害的一种慢性疾病。现代医学研究表明，氟元素对牙齿具有双重作用。饮用水中氟含量过高则会导致氟斑牙；过低则易形成龋齿。当饮用水含氟量为 1ppm 时，既能预防龋齿，又不利于氟斑牙的形成。氟斑牙常见于青壮年人群，女性一般高于男性。

吐鲁番境内是新疆主要的高氟地区之一，海拔越低，饮用水中含氟量越高[1]。另据现代地方病调查数据，吐鲁番地区坎儿井的水氟浓度要高于地表径流的水氟浓度。在吐鲁番市胜金店墓地观察样本个体 32 例，其中 5 例为斑釉齿，占比 15.63%。学界认为，在干旱环境中大量饮水会导致摄入氟元素超标，胜金店人群的斑釉齿现象或与此有关[2]。（图 2.5）

六、牙齿过度磨损

牙齿磨损本身并非疾病，而是一种正常的咀嚼现象。当齿冠相互挤压研磨食物时，牙齿的咬合面会产生机械摩擦。另一种磨耗是腐蚀，在酸性环境或食用富含有机酸的食物时，牙釉质会被腐蚀。咀嚼磨损一般发生在咬合面或切缘，但在牙齿序列紊乱时，也会出现特殊

---

[1] 刘鸿德等：《吐鲁番地区地氟病的流行特征》，《中国地方病防治杂志》1990 年第 2 期，第 82—84 页。
[2] 刘开泰等：《吐鲁番市生活饮用水中氟离子与八种微量元素的相关关系》，《新疆医学院学报》1990 年第 2 期，第 131—133 页。

的磨损现象。牙齿的磨损程度与牙齿硬度、食物硬度、咀嚼习惯及咀嚼肌张力等因素有关。磨损程度与患者年龄、食物摩擦力和咀嚼力成正比，而与牙齿硬度成反比[1]。有证据表明，一定程度的牙齿磨耗是有益的，能磨去臼齿咬合面的裂隙和凹陷，使食物残渣不宜在齿表停留。通常情况下，非咀嚼行为导致的牙齿磨损称为"非咀嚼磨损"，属于病理现象，包括牙齿与其他物质接触产生的磨耗，如刷牙、叼烟斗、嗑坚果等[2]。目前，学界对牙齿磨损有许多实验考古学的研究成果：（1）用石制研体研磨的谷物会混入小石粒，此类谷物会加速牙齿的磨耗；（2）一种基于特定人群的牙齿磨损记录方法不一定适用于其他群体；（3）牙齿本身对磨耗有代偿反应，会为了保持原有高度而"持续生长"。[3]

王博、付昶等对萨恩萨伊墓地牙齿磨损情况进行了分析，并依据年龄特征将其分为两组：青壮年组（15—35 岁）和中年组（36—55 岁）。通过与刘武[4]、尉苗[5]等研究成果比较后认为，萨恩萨伊中年组上、下颌牙齿的整体磨损程度最高，其中下颌门齿 I、犬齿 C、前臼齿 P 的磨损程度最大，而臼齿 M 的程度最小，除了年龄因素外，可能与长期啃食肉类有关[6]。

吐鲁番市胜金店墓地样本 32 例，其中 26 例存在牙齿过度磨耗，

---

[1] 叶仲恒：《牙病知识》，人民卫生出版社 1978 年版，第 23—25 页。

[2] S. Hillson, "Dental Pathology," in M. A. Katzenberg and S. R. Saunders(eds), *Biological Anthropology of the Human Skeleton*, New York: Wiley-Liss, 2000, pp. 86-257.

[3] R. G. H. Levers and A. I. Darling, "Continuing Eruption of some Adult Human Teeth of Ancient Populations," *Arch. Oral Biology* 28(5), 1983, p.8.

[4] 刘武等：《新疆及内蒙古地区青铜时代—铁器时代居民牙齿磨耗及健康状况的分析》，《人类学报》2005 年第 1 期，第 32—53 页。

[5] 尉苗等：《甘肃西山遗址早期秦人的饮食与口腔卫生》，《人类学报》2009 年第 4 期，第 45—55 页。

[6] 新疆文物考古研究所：《新疆萨恩萨伊墓地》，文物出版社 2013 年版，第 210—223 页。

占样本总数的 81.25％。（图 2.6）张雯欣对吐鲁番加依墓地的研究表明，男性牙齿的总体磨耗程度比女性严重，且女性牙齿的磨损率与年龄的相关性更明显 [①]。

除整体磨损外，还有一些特殊磨损现象。如巴里坤县黑沟梁墓地 93BYJHM 7A，其上颌牙齿属于舌侧高于颊侧的"偏斜式"磨损，齿质完全暴露，且犬齿至第二臼齿均存在上述情况，同时伴有釉质崩坏现象，可能与加工皮条或动物筋线有关，类似情况亦见于吐鲁番市加依墓地 M 101。学界认为，不同生业人群的牙齿磨损状况存在差别。特纳（Turner）对美洲史前狩猎采集人群的研究表明，存在颌前部牙齿舌侧磨耗（LSAMAT）现象。吉尔瑟（Kierser）等发现，采食植物根茎的新西兰毛利人存在"蕨根平面"（rootfern-planes）式磨损，而因纽特人则存在类似的"磨耗移位"（toothdislocation）[②]。

扎滚鲁克一号墓地 M14N 个体，女性，35—40 岁间，牙齿前部重度磨损，其左上第三臼齿牙颈处有一釉质珠，说明墓主生前曾长期用牙齿加工器物 [③]。扎滚鲁克一号墓地 M 64D（男性，35—45 岁）和 M 64I（女性，35—45 岁），前臼齿和臼齿舌侧存在严重磨损，属于典型的偏斜式磨损 [④]。

与牙齿磨损有关的因素包括：（1）食物种类，如长期以肉食为主的饮食方式，特别是嚼食软骨和啃骨棒会对牙齿造成磨损。（2）食物

① 张雯欣：《新疆吐鲁番加依墓地青铜—早期铁器时代居民牙齿磨耗研究》，硕士学位论文，吉林大学，2018 年，第 12—13 页。
② 〔英〕夏洛特·罗伯茨：《疾病考古学》，张桦译，山东画报出版社 2010 年版，第 86—88 页。
③ 付昶、王博：《音乐之家 ——且末扎滚鲁克一号墓地 M14 出土颅骨研究》，《新博文苑》2016 年第 2 期，第 17—49 页。
④ 付昶、王博：《且末县扎滚鲁克一号墓地 M64 出土颅骨研究》，《吐鲁番学研究》2018 年第 2 期，第 96 页。

的烹饪方式，如烘烤或炒制粒食等，如孟宪安认为"穷克科居民后部牙齿严重磨耗与嚼食硬质食物有关"①。（3）粮食颗粒的加工方式，如在磨制面粉过程中，磨石会产生大量碎屑混入食物中，经过常年的咀嚼，碎石和细沙会对牙釉质产生破坏，导致牙髓腔甚至内部血管、神经和皮肉暴露，从而引发相关的感染。（4）环境因素，如常年的风沙及扬尘天气，会导致细沙进入口腔、餐具表面和食物中，使牙釉质过度磨损。（5）生产劳动方式，如利用牙齿加工皮革、编织毛线和固定弓弦等。（6）性别差异，男女社会分工及饮食偏好造成的磨损，如恰甫其海水库人群"男性多数牙位磨耗度超过女性，仅在 P2 牙位低于女性，反映出牙齿磨耗度存在性别差异"。②

国际学界对牙齿过度磨损的研究案例较多，如帕特里克·玛赫尼（Patrick Mahoney）对来自 11 个不同遗址的牙齿磨损情况进行过系统研究，100 余例样本来自更新世晚期、新石器时代和青铜时代，包括狩猎采集者、农民和畜牧生产者。研究结果显示：（1）人类牙齿在不同时期的磨损方式存在差异。（2）啃食硬物会导致牙齿表面出现凹坑和划痕。（3）磨制淀粉类食物中混有沙粒，会加速牙齿的磨损。（4）用炊具烹饪可以软化食物，减轻牙齿磨损③。

七、其他相关疾病

颌骨骨疣是指上、下颌骨局部发生的过度骨密质生长，表现为

---

① 孟宪安、陈保兴、郭明英等：《穷克科青铜—铁器时代居民牙齿磨耗小考》，《黑龙江医药》2007 年第 4 期，第 349—350 页。

② 聂颖：《伊犁恰甫其海水库墓地出土颅骨人类学研究》，硕士学位论文，吉林大学，2014年，第 72 页。

③ 〔美〕皮特·S. 昂加尔：《进化的咬痕：牙齿、饮食与人类起源的故事》，韩亮译，新世界出版社 2019 年版，第 221 页。

外生骨疣、骨肥厚或骨质增生，属于因咀嚼压力过大而产生的骨性反应。近年的研究表明，颌骨骨疣与颞下颌关节炎、龋齿、牙垢、牙周病，以及第一、二臼齿的过度磨损存在联系。[1] 摩比斯（Merbs）对因纽特人（Inuit）的研究表明，骨疣的生长与用牙齿加工兽皮的行为有关。[2]

（一）东天山段

伊吾县拜其尔墓地 2004HYBM 5，墓主为女性，年龄约 25 岁，骨疣位于两侧犬齿至第一臼齿间。2004HYBM 64:f，女性，25—30 岁，骨疣位于两侧犬齿至第二臼齿间，第二臼齿处呈瘤状突起。巴里坤县黑沟梁墓地样本 17 例，其中 7 例存在下颌骨疣，比例为 41.2%，如 93BYJHM 8B 骨疣分布于两侧犬齿至第一臼齿间，凸起明显，排列无规则[3]。同类情况还见于哈密石人子沟墓地。

托克逊县鱼儿沟墓地 08TTAM 1:H，下颌见 2 处骨疣[4]。吐鲁番市加依墓地发现 9 例颌骨骨疣，均见于下颌骨舌侧面。同类情况还见于吐鲁番洋海墓地。学界认为，吐鲁番盆地的骨疣现象或与当地人群的咀嚼压力过度有关[5]。

---

① Ekaterina A. Pechenkina, Robert A. Benfer, Jr., Wang Zhijun, "Diet and Health Changes at the End of the Chinese Neolithic: The Yangshao/Longshan Transition in Shaanxi Province," *American Journal of Physical Anthropology* 117(2001), pp. 15-36.

② C. F. Merbs, *Patterns of Activity Induced Pathology in a Canadian Inuit Population*, Archaeological Survey of Canada Paper No. 119, Ottawa: National Museums of Canada, 1983, p. 121.

③ 魏东：《青铜时代至早期铁器时代新疆哈密地区古代人群的变迁与交流模式研究》，科学出版社 2017 年版，第 56 页。

④ 陈靓、熊建雪：《托克逊县鱼儿沟墓地 M1 出土人骨的生物考古学研究》，《新疆文物》2015 年第 2 期，第 99—106 页。

⑤ 张全超、张雯欣等：《新疆吐鲁番加依墓地青铜—早期铁器时代居民牙齿的磨耗》，《人类学学报》2017 年 11 月第 36 卷第 4 期，第 438—456 页。

（二）中天山段

乌鲁木齐市萨恩萨伊墓地发现 10 例颌骨骨疣，占样本总数的 41.67%。严重患者 7 例，占 29.17%；中等患者 2 例，占 8.33%；轻度 1 例，占 4.17%。发掘者认为致病原因除遗传因素外，还与个体牙周组织感染、过度咬合致颞下颌关节功能性衰退有关[①]。

和静县莫呼查汗样本 23 例，发现颌骨骨疣 11 例，占比 47.83%，且普遍存在多个骨疣现象。除 M63 为早期铁器时代外，其余第一、二期均为青铜时代，占青铜时代样本总数的 50%[②]。由此可见，莫呼查汗墓地青铜时代颌骨骨疣现象比早期铁器时代更加普遍。

此外，颌骨骨疣现象还见于石河子市南山墓地、呼图壁县康家石门子墓地和尉犁县营盘墓地，样本数量少，整体情况不明。

（三）西天山段

巩留县恰甫其海水库墓地上颌骨及下颌骨样本共 41 例，上颌骨疣个体 14 例，下颌骨疣个体 23 例，出现率分别为 34.15% 和 56.10%。[③]另外，沙湾县鹿角湾墓地也存在下颌骨疣现象，如 M19 等。（图 2.7）

（四）昆仑山段

且末县扎滚鲁克墓地 M14 样本 17 例，仅 4 例保存有下颌骨，其中 2 例（M14E、M14S）见下颌骨舌侧外骨疣，均为女性，占样本总

① 新疆文物考古研究所：《新疆萨恩萨伊墓地》，文物出版社 2013 年版，第 210—223 页。
② 新疆文物考古研究所：《新疆莫呼查汗墓地》，科学出版社 2016 年版，第 376 页。
③ 聂颖：《伊犁恰甫其海水库墓地出土颅骨人类学研究》，硕士学位论文，吉林大学，2014 年，第 79—80 页。

数的 50%[①]。

整体来看，新疆青铜时代至早期铁器时代下颌骨疣（Mandibular Torus）较为普遍，女性发病率高于男性。学界一般认为，下颌骨疣是遗传和环境因素相互作用的结果，且与牙周病及慢性牙龈炎（gingivitis）有关。（1）结合新疆冬季缺少水果、蔬菜的特点，特别是游牧人群以肉、奶为主食，缺乏维生素摄入，容易出现炎症，加之没有良好的口腔卫生习惯，易导致慢性炎症的发生。（2）主要由女性参与的劳动，如毛纺织等可能也与骨疣生成相关，特别是用牙齿加工硬物的行为会导致颌骨的慢性炎症。此外，通过口腔咀嚼谷物的方式获取酒曲，曾出现在河南舞阳贾湖遗址当中，这一行为也会导致下颌的增生现象[②]。

八、小结

人类对牙齿健康的关注由来已久。在斯洛文尼亚出土的距今约 6500 年的人类下颌骨上，考古学家发现用蜂蜡（beeswax）填充修补断齿的证据，这是目前已知最早的口腔医疗实践。根据文献记载，早在埃及古王国时期，法老左塞尔（Djoser）（公元前 2635 年—前 2610 年）的御医赫希-朗（Hesy-Ra）以擅长拔牙、治疗口腔疾病著称[③]。据《埃伯斯文书》（*Ebers Papyrus*）记载，古埃及人用咀嚼柳条的办法清

---

① 付昶、王博：《音乐之家 —— 且末扎滚鲁克一号墓地 M 14 出土颅骨研究》，《新博文苑》 2016 年第 2 期，第 17—49 页。
② 〔美〕约翰·麦奎德：《品尝的科学》，林东翰等译，北京联合出版公司 2020 年版，第 104、109 页。
③ 〔英〕史蒂夫·帕克：《DK 医学史：从巫术、针灸到基因编辑》，李虎译，中信出版集团 2019 年版，第 17 页。

洁牙齿，消炎止痛，此外还用乳香、没药、肉桂、树皮及蜂蜜制作了人类历史上最早的口香糖。

古希腊学者亚里士多德（Aristotle）最早提出"口腔卫生"的概念，据说他的父亲就是一位医生。公元前343年，亚里士多德敦促其学生亚历山大大帝要保持口腔卫生，"每日起床后要用粗麻毛巾清洁牙齿"。希腊人有餐后用牙签剔除食物残渣的习惯，且不同阶层使用不同质地的牙签。平民一般使用细黄连木牙签，而权贵则使用金、银等贵金属牙签。据古希腊历史学家迪奥多斯·西库鲁斯（Diodoros Siculus）记载：公元前289年，叙拉古（Syrakus）暴君阿加托克利斯（Agathokles）被仆人用涂满毒药的牙签谋杀。[①]

古罗马人十分注重口腔护理。罗马诗人马尔库斯·瓦勒里乌斯·马夏里斯（Marcus Valerius Martialis）曾描述罗马贵妇的清洁习惯："她们早晨洗漱，用很细的滑石粉与大理石末撒在布上清洁牙齿，用餐后则咀嚼有香味的枝条或香草清除口腔异味。"[②] 由于地中海饮食常用大蒜调味，罗马人为了保持口气清新，常用豆蔻（Alpinia katsumadai Hayata）来去除异味[③]。

地中海东部的早期人群使用没药、乳香来治疗齿疾，其做法是在室内焚烧。现代医学证明，没药和乳香燃烧时会产生镇痛的复杂化合物，但对患处并无直接疗效。古印度《摩奴法典》（*manu-smrti*）规定，女性每日需清洁牙齿，并用清水漱口，以保持口腔卫生[④]。

① 〔意〕阿尔图罗·卡斯蒂廖尼：《医学史》，程之范、甄橙主译，译林出版社2013年版，第86页。
② 〔美〕薇姬·莱昂：《西方古代科学与信仰趣事杂谈》，贾磊译，山东画报出版社2014年版，第134页。
③ 〔日〕宫崎正胜：《味的世界史》，安可译，文化发展出版社2020年版，第97页。
④ 〔法〕迭朗善译：《摩奴法典》，马香雪转译，商务印书馆2018年版，第121页。

美洲印第安人通过咀嚼柳树皮或柳叶治疗齿疾，柳树也因此被称为"牙痛树"（toothache tree）。柳树皮中的乙酰水杨酸（ASA），可止痛、消炎，缓解龋齿、根尖周脓肿及牙周炎，现代药物阿司匹林（aspirin）即由此而来。此外，印第安人还用马薄荷（horsemint）煮茶，用以治疗牙周炎和牙龈肿痛。①

我国古人对牙齿护理十分重视。据《礼记》载："鸡初鸣，咸盥漱"，强调口腔卫生是礼的一部分②。《史记·扁鹊仓公列传》有"食而不漱"引发龋齿的记载③。唐代孙思邈《备急千金要方》提到："食毕当漱口数过，令人牙齿不败，口香"④，意在强调饭后漱口对保护牙齿的重要性。此外，中国古人会利用牙签清理口腔和牙缝，如魏晋时期《陆云与兄机书》云："近日复案行曹公器物，取其剔齿纤一个，今以一枚寄兄。"⑤

从考古发现可知，新疆早期人群对口腔卫生重视不足，用牙齿加工皮条和弓弦等，也使牙周炎和根尖周脓肿较为常见，导致牙齿生前脱落较多。另外，女性龋齿发病率高于男性，也表明两性饮食方面存在一定的差异性，但其龋齿罹患率仍整体低于中原地区，应与肉、乳等食物的大量摄入有关。根据考古分析可知，新疆青铜时代至早期铁器时代由牙齿损伤及并发症引起的感染较为严重，或为当地人群死亡的重要原因之一。

---

① 〔英〕史蒂夫·帕克：《DK医学史：从巫术、针灸到基因编辑》，李虎译，中信出版集团2019年版，第84—85页。
② （元）陈澔注：《礼记》，金晓东校点，上海古籍出版社2016年版，第310页。
③ 《史记·扁鹊仓公列传》，中华书局1963年版，第2806页。
④ （唐）孙思邈：《备急千金要方校释》，李景荣等译注，人民卫生出版社2020年版，第933页。
⑤ （宋）李昉等：《太平御览》卷714，上海古籍出版社2008年版，第3174页。

第三章 先天性畸形

先天畸形主要出现于人体软组织和骨骼上，胚胎发育时或已出现，婴儿出生不久就会显现出来。多数发育缺陷并不明显，在个体身上并无任何特征或症状，少数则极度严重甚至危及生命。先天畸形的致病机理包括：（1）基因因素，已知先天畸形中有 90% 是由基因缺陷引起的；（2）环境因素，主要与滤过性病毒（filterable virus）感染[①]、药物、饮食、化学物质及放射性污染有关。

从疾病考古角度而言，先天畸形的鉴定难度较大，目前仍处于探索阶段。较为著名的研究案例有：（1）埃及法老图坦卡门木乃伊的 CT 结果证实，法老生前患有先天性脊柱畸形；（2）英国理查德三世（1452—1485）遗骨的病理学分析显示，国王患有严重的脊柱畸形，证明了历史记载的真实性[②]；（3）美国学者墨菲（Murphy）对南西伯利亚早期铁器时代发育缺陷的研究表明，游牧人群对先天残疾患者会进行悉心的照顾，并非《史记》所言"贵壮健，贱老弱"[③]；（4）英国学者通过对青铜时代"埃姆斯伯里弓箭手"（The Amesbury Archer）的遗传性足骨融合研究，判断出生活在英格兰南部的"博斯库姆弓箭手

[①] 常见有带状疱疹病毒（VZV）、麻疹病毒（measles virus）、水泡病毒（Vesiculovirus）等。

[②] 〔英〕布莱恩·费根：《耶鲁古文明发现史》，刘海翔、甘露译，人民日报出版社 2020 年版，第 264—265 页。

[③] E. A. Murphy, "Developmental Defects and Disability: The Evidence from the Iron Age Semi-nomadic People of Aymyrlyg, South Siberia," in *Madness, Disability and Social Exclusion: The Archaeology and Anthropology of "difference"*, London: Routledge, pp. 60-80.

群"（Boscombe Bowmen）存在亲缘关系[1]。

一、腰椎骶化和骶椎腰化

腰椎骶化（Sacralization）和骶椎腰化（Lumbarization）是发生在脊柱与腰椎间的两种畸形，区别在于脊椎同化的边界是上移还是下移，而受累脊椎表现出与相邻脊椎相似的特征[2]。如果转化发生在上部，则为头侧转化，称腰椎骶化，此时第五腰椎呈现第一骶椎特征；如果变化在下部发生，则为尾侧转化，称骶椎腰化，此时第一骶椎与第五腰椎相似。学界认为，现代人群有3%—5%存在腰骶边界转换现象，其中2/3患有腰椎骶化，造成上述改变的原因主要是先天遗传，但也可能与幼年频繁的骑马活动有关。有学者研究指出，胎儿发育时母体缺乏叶酸、锌和硒，也会导致骶椎腰化或腰椎骶化[3]。

哈巴河县阿依托汗一号墓地M22:C，壮年女性，腰椎明显骶化，第五腰椎与骶骨连接，其左耳状面有明显骨质增生，右髂骨耳状面后区骨质增生，可能存在骨性关节炎[4]。于田流水墓地M26三名成年男性2号（45—59岁）、3号（25—35岁）和5号（24—29岁），脊柱腰骶间的过渡区有融合现象[5]。吐鲁番胜金店墓地07TSM16:A，男

————————

[1] Andrew P. Fitzpatrick, *The Amesbury Archer and the Boscombe Bowmen: Bell Beaker Burials on Boscombe Down, Amesbury, Wiltshire*, Salisbury: Wessex Archaeology Ltd., 2011.

[2] E. Barnes, *Developmental Defects of the Axial Skeleton in Palaeopathology*, Boulder, Colorado: University Press of Colorado, 1994, p.79.

[3] 张昕煜：《新疆西部粟黍传播与利用的生物考古学研究：以下坂地和吉林台墓地为例》，博士学位论文，中国科学院大学，2017年。

[4] 付昶、胡兴军、王博：《哈巴河县阿依托汗一号墓群M22出土人骨研究》，《新疆文物》2016年第2期，第90—99页。

[5] 米夏艾勒·舒勒茨等：《新疆于田县流水墓地26号墓出土人骨的古病理学和人类学初步研究》，《考古》2008年第3期，第86—91页。

性，20—23 岁，脊柱腰骶间融合[1]。（图 3.1）下坂地墓地 AIIM 26，女性，约 23 岁，第五腰椎侧突已完全与骶骨相连，与骶椎形成一体；AIIM 46，女性，约 30 岁，第五腰椎左侧侧突与骶骨完全相连，左侧侧突发育不全未与椎体相连[2]。下坂地墓地青铜时代腰椎骶化罹患率为 7.41%。吉林台墓地样本 44 例，发现骶椎腰化和腰椎骶化 7 例，发病率为 15.91%[3]。下坂地与吉林台的高发病率，或与当地人群的遗传特征及牧业活动有关。

二、寰椎枕化

寰椎枕化（occipitalization of the atlas），又称寰椎融合，是指枕骨与寰椎的先天性融合，寰椎成为枕骨的一部分，引起环椎旋转或倾斜，颈椎位置上升，是枕大孔区畸形的一种。患者发病年龄通常在 20—30 岁，多表现为寰枢关节脱位或半脱位。

莫呼查汗墓地 IM 157（男，40—45 岁），寰椎枕化，两孔完全融合，寰椎后弓完全闭合[4]。（图 3.2）

三、脊柱裂

脊柱裂（spina bifida）是一种常见却原因不明的发育缺陷，会导致脊椎椎弓不完全闭合。发病率在世界各地呈现西高东低的趋势，男

---

[1] 李志丹：《新疆吐鲁番胜金店墓地人骨研究》，硕士学位论文，吉林大学，2015 年，第 47 页。
[2] 王永笛：《下坂地墓地出土人类遗骸研究》，硕士学位论文，吉林大学，2018 年，第 63 页。
[3] 张林虎：《新疆伊犁吉林台库区墓葬人骨研究》，科学出版社 2016 年版，第 141—144 页。
[4] 新疆文物考古研究所：《新疆莫呼查汗墓地》，科学出版社 2016 年版，第 384—385 页。

性普遍高于女性。基因（近亲结婚）与环境因素都会影响发病率。当胎儿缺乏叶酸（维生素 B 12）、锌（Zn）和硒（Se）等元素时，也会出现脊柱裂现象[1]。

脊柱裂最常发生于骶骨 L 5 和 S 1 位置，包括隐性和显性两种。常见的脊柱裂多为隐性脊柱裂（Spina bifida occulta），骶椎或腰椎后部的间质、骨、神经结构融合不全或不融合，无神经膨出，不伴随感染或瘫痪的发生，患者无任何症状，生活不受影响。显性脊柱裂则较为致命，患者几乎不能幸存，即使存活也会出现瘫痪、尿失禁、脑积水等严重症状。有研究表明，欧罗巴人种男性的隐性脊柱裂现象要高于其他种族[2]。

尼勒克县吉林台墓地样本 44 例，发现脊柱裂 7 例，发病率为 15.91%，其中别特巴斯陶墓地 M 19A（男，40—44 岁）、M 19B（女，35—40 岁）均发现脊柱裂症状。2 位患者发现于同一墓葬，或存在一定的亲缘或血缘关系，表明脊柱裂与遗传因素密切相关[3]。莫呼查汗墓地 M 148，男性，23—28 岁，脊柱裂症状明显。（图 3.3）下坂地墓地 AIIM 42，女性，约 25 岁，第二骶椎椎弓正中出现脊椎裂，并向下延伸至其他椎骨[4]。

四、先天性髋关节脱位

先天性髋关节脱位（DDH），又称先天性髋臼窝发育不全，其

① E. Barnes, *Developmental Defects of the Axial Skeleton in Palaeopathology*, Boulder, Colorado: University Press of Colorado, 1994, p.41.
② 〔美〕罗伯特·曼恩、大卫·亨特：《骨骼疾病图谱 —— 人类骨骼病理与正常变异指南》（第三版），张全超、秦彦国译，孙洋校，科学出版社 2020 年版，第 81 页。
③ 张林虎：《新疆伊犁吉林台库区墓葬人骨研究》，科学出版社 2016 年版，第 142 页。
④ 王永笛：《下坂地墓地出土人类遗骸研究》，硕士学位论文，吉林大学，2018 年，第 56 页。

症状为发育缺陷出现于髋关节窝处，股骨头扁平。现代医学诞生之前，DDH 症状只在儿童走路时才会被发现。由于承重关节脱位反复发生，导致患者出现摇摆步态，难以进行有效的行走活动，基本丧失劳动能力。先天性髋关节脱位畸形主要与遗传因素有关，现代发病率为 10‰—20‰，多见于女性，一般病变会累及双侧髋关节，单侧情况多见于左侧髋关节，同时与臀位妊娠分娩方式有关[①]。山口水库墓地 M55:1 与 M55:2，墓主均为女性，年龄约 20 岁，从耻骨联合面看，两侧股骨头异常扁平，废用性萎缩明显，疑似先天性髋关节脱位[②]。（图 3.4）

五、脑积水或舟状颅

脑积水（Hydrocephaly）是一种先天性疾病，临床表现为颅骨在全部方向上异常变形，伴随脑颅骨的纤薄化，并在骨缝间出现小型骨片。脑积水的诱因很多，但以先天性遗传为主，男性高于女性。此类疾病亦见于其他哺乳动物中，可通过 X 光照射、仪器测量等方法鉴定。

舟状颅（Scaphocephaly）是颅缝早闭症（Craniosynostosis）的一种常见的畸形症状，其特征为额骨区域的球状突起、沿矢状缝出现骨隆，以及相对于额骨位置较低的眼眶。当矢状面的颅缝过早关闭时，颅骨其他位置仍继续生长，就会出现舟状颅现象。有学者将舟状颅分为短头畸形（Brachycephaly）和斜头畸形（Plagiocephaly）两类。颅

---

① D. Sartoris, *Development Dysplasia of the Hip*, Diagnosis of Bone and Joint Disorders, 3rd edn, London: W. B. Saunders, 1995, p.94.
② 聂颖、阮秋荣等：《伊犁巩留县山口水库墓地出土人骨研究》，《新疆文物》2018 年第 3、4 期合刊，第 66—79 页。

缝早闭常见有早熟性颅缝早闭和病态性颅缝早闭，诱因包括先天性、遗传或代谢紊乱等，发病率男性高于女性。此外，还有一种基因突变的隐性疾病"远端肾小管性酸中毒"（DRTA）也会导致患者头部舟状畸形，但目前还缺乏相关的考古学证据[①]。

洋海墓地 IIM166，性别不明，年龄 11—12 岁，头骨额部显著膨隆，并向前凸起，枕部向后异常突出，从顶面观察呈椭圆形，脑颅长宽指数小于 72.2，颅骨缝尚未愈合，但不见缝间小骨存在，疑似舟状颅[②]。下坂地墓地 AIIM54，男性，约 20 岁，矢状缝完全愈合，人字缝上端有部分愈合。因颅缝早闭，导致舟状颅病变，颅型狭窄[③]。

六、小结

综上所述，新疆考古发现的先天畸形个体的墓葬位置、埋葬方式和形制等，均与正常个体无差别，对其的关怀多基于血缘或氏族内部的亲缘关系。畸形个体生前被群体成员所接受，并受到了良好的照顾和帮助。《荀子·王制》载："五疾，上收而养之，材而事之，官施而衣食之，兼覆无遗"[④]，说明我国中原地区对残障人群的制度化关怀可追溯至先秦。目前新疆地区尚无早期社会救济制度的证据，但对内部残障人群的照顾可能遵循了某种文化传统。

① 〔美〕罗伯特·曼恩、大卫·亨特：《骨骼疾病图谱——人类骨骼病理与正常变异指南》（第三版），张全超、秦彦国译，孙洋校，科学出版社 2020 年版，第 33—34 页。
② 吐鲁番市文物局等：《新疆洋海墓地》，文物出版社 2019 年版，第 686 页。
③ 王永笛：《下坂地墓地出土人类遗骸研究》，硕士学位论文，吉林大学，2018 年，第 56 页。
④ （清）王先谦撰：《荀子集解》，沈啸寰、王星贤点校，中华书局 1988 年版，第 149 页。

第四章　肿瘤性疾病

肿瘤（fumour）一词最初是指炎性肿块、包囊及其生长物，我国传统医学称为"癌症"。"癌症"一词最早出自公元 12 世纪的《卫济宝书》，作者自号"东轩居士"，具体姓名不详，《宋史·艺文志》仅存目，佚文见于《永乐大典》[1]。现代医学将肿瘤定义为无限生长的组织细胞，包括骨、软骨、结缔组织或血液、骨髓、脂肪细胞及神经细胞。[2] 肿瘤是组织的异常肿块，其生长超过了正常组织的界限，与原来的组织极不协调；当激发正常组织病变的刺激停止，肿瘤仍处于过度生长的状态。人体的任何组织、器官都可能发生癌变，其发病原因与年龄、性别、种族、职业及社会关系等因素有关。

肿瘤分为良性和恶性两种。良性肿瘤由完全分化的细胞组成，只在原发病灶内生长，限于局部扩散，不会引起显著的身体反应，其临床症状由新生长物周围的局部反应及生长物本身造成。恶性肿瘤是指原发生长物向身体其他器官无限制扩散的现象，主要通过血液、淋巴循环实现，即所谓的"癌转移"。个体会因恶性肿瘤的无限生长和转移而最终死亡。[3] 目前疾病考古学主要通过裸眼观察和放射影像技术

① 孙启明：《漫话"癌"字》，《中医杂志》1986 年第 3 期，第 68—69 页。

② D. J. Ortner, *Identification of Pathological Conditions in Human Skeletal Remains*, 2nd edn, London: Academic Press, 2003, p.503.

③ Cotran et al., *Robbins Pathologic Basis of Disease*, 4th edn, London: W. B. Saunders, 1989, p.173.

鉴定骨肿瘤的发生，肿瘤部位主要表现为骨质吸收区，且伴有或不伴有反应性沉积并产生硬化边缘[1]。

一、良性肿瘤

多数良性肿瘤（Osteoma）不会在骨骼上留下痕迹。一般情况下，将骨骼表面光滑且呈圆形或丘状的骨性凸起称为良性肿瘤。由于此类肿瘤多为良性骨聚集，严格意义上不能称为"癌症"。目前已知最早的骨瘤病例来自埃及第五王朝一具女性木乃伊，其股骨远端有一处损伤性骨软骨瘤，属于现代临床医学较为常见的良性骨肿瘤，其发病机理是由于骺板骨化缺陷造成的发育失常[2]。

类似病例见于巴里坤黑沟梁墓地 93BYJHM 4 墓室东南个体，骨肿瘤位于左侧髂翼外侧上端，或与该位置软组织外伤有关[3]。（图4.1）下坂地墓地 AIIM 6，男性，20—25 岁，左侧胫骨下端有疑似骨瘤；AIIM 32，女性，约 20 岁，左侧胫骨上关节面有骨瘤；AIIM 42，女性，约 25 岁，枕骨右侧有一圆形骨瘤，左侧胫骨上端有骨瘤[4]。整体分析来看，塔什库尔干县下坂地墓地的骨瘤案例较多，且分布较为集中，属于家族性聚集案例，或与遗传因素有关。

---

① 〔美〕罗伯特·曼恩、大卫·亨特：《骨骼疾病图谱 —— 人类骨骼病理与正常变异指南》（第三版），张全超、秦彦超译，孙洋校，科学出版社 2020 年版，第 15 页。
② 〔英〕夏洛特·罗伯茨：《疾病考古学》，张桦译，山东画报出版社 2010 年版，第 275 页。
③ 魏东：《青铜时代至早期铁器时代新疆哈密地区古代人群的变迁与交流模式研究》，科学出版社 2017 年版，第 83 页。
④ 王永笛：《下坂地墓地出土人类遗骸研究》，硕士学位论文，吉林大学，2018 年，第 55 页。

二、恶性肿瘤

恶性骨瘤是最致命的临床病症之一，常见的有骨肉瘤（osteosarcoma）、多发性骨髓瘤（multiple myeloma），以及由癌细胞转移引发的其他肿瘤等。2007年，学界对埃及女法老哈特谢普苏特（Hatshepsut）木乃伊进行CT扫描，发现其骨盆和脊柱存在癌细胞扩散的证据，说明她生前曾饱受病痛折磨。2016年，西班牙学者对埃及阿斯旺（Aswan）地区库贝特·艾尔-哈瓦（Qubbet el-Hawa）墓地一具女性木乃伊进行研究，发现其头骨、髋骨均有严重的溶骨性病变，属于乳腺癌晚期的骨转移，年代为公元前2200年[1]。2019年，英国学者对努比亚（Nubia）出土的一具男性遗骨进行研究，发现其锁骨、胸骨、肋骨、脊椎骨、髋骨等处均有恶性肿瘤溶骨的迹象，年代为公元前1200年。

南西伯利亚游牧人群也是恶性肿瘤的高发人群。1993年，俄罗斯考古学家在阿尔泰山北麓乌科克（Ukok）高原发现一具公元前500年的女性冻尸，因其墓葬奢华而被称为"乌科克公主"。考古学家通过MRI检查发现，"乌科克公主"右乳房处有一原发恶性肿瘤，已出现淋巴结和脊椎转移。2015年，加拿大学者在南西伯利亚出土的男性遗骨上，发现了原发性肺癌或前列腺癌的骨转移证据，年代为公元前2500年。

（一）骨肉瘤

骨肉瘤（osteosarcoma）又称骨性肉瘤，是一种癌细胞直接形成肿瘤类骨组织或骨组织的恶性肿瘤。骨肉瘤患者多为青年人，30岁

---

[1] 〔英〕保罗·G. 巴恩：《骨文——讲述人类遗骸背后的考古故事》，张全超、夏文静译，科学出版社2017年版，第218页。

以上患者较为少见，男性发病率高于女性。肿瘤病灶部位在骨干骺端的骺板上，病变延伸会穿过骨皮质进入软组织。癌细胞形成的骨是网织骨，当肿瘤发生或蔓延至骨膜下时，骨膜因被肿瘤从骨面剥离而产生反应性新生骨，骨纹呈放射状。患者的临床症状是持续性的剧烈疼痛，患处可能会伴随自发性病理骨折[1]。

瑞士明歇根（Munsingen）出土的一具早期铁器时代人骨，其肱骨处生长着大量放射针状的骨刺，属于典型的骨肉瘤。新疆尼勒克县穷科克一号墓地发现1例，男性，20—25岁，病灶位于左侧颞骨上，呈菜花状，累及整个左侧面部颧骨、下颌骨和外耳门处。[2]（图4.2）类似病例见于法国卡昂（Caen）12世纪的一具男性颅骨的右侧，面部向外突出菜花状恶性肿瘤，并已蔓延至鼻腔和眼眶[3]。

（二）骨髓瘤

骨髓瘤（myeloma）是一种老年多发疾病，其病变体并非源于骨细胞，而是骨髓造血组织中浆细胞的生长物。多发性骨髓瘤（multiple myeloma）又称骨髓性白血病（myelomatosis）或浆细胞性骨髓瘤（plasma cell myeloma），是骨骼上最常见的原发性恶性肿瘤。临床表现为癌细胞广泛分布在骨髓腔内，病变表现为骨壁变薄，骨皮质穿孔，易造成病理性骨折，多见于颅骨、椎骨、肋骨、盆骨等部位。由于颅骨骨板较薄，有时会出现穹隆病变（cranial vault lesions），其早期症状表现为穿孔。

---

[1] 〔英〕夏洛特·罗伯茨：《疾病考古学》，张桦译，山东画报出版社2010年版，第275—281页。

[2] 张林虎：《新疆伊犁吉林台库区墓葬人骨研究》，科学出版社2016年版，第144—145页。

[3] 〔英〕夏洛特·罗伯茨：《疾病考古学》，张桦译，山东画报出版社2010年版，第275—281页。

多发性骨髓瘤患者多在 40 岁以上，且以男性为主。疾病考古研究表明，史前印第安人群有较高的多发性骨髓瘤发生率[1]，中世纪的英格兰人群也存在类似情况。[2]我国新疆地区也有多例病例报道：（1）巩留县山口水库墓地 05YGSM 65，老年女性，颅骨上发现多处溶骨性病变穿孔，分布于人字缝左侧，右侧顶骨中外部及左侧顶骨前部，孔径大小不一，边缘呈不规则状，部分骨外板已溶蚀。[3]（2）洋海墓地 IIM 140:B，女性，35—45 岁，头骨见 4 处骨溶解病灶，下颌有 3 处溶骨性穿孔。根据 X 光分析，病例头骨散布大量深色圆形斑点，数量远超裸眼可见数量，属于典型的恶性骨髓瘤。[4]（图 4.3）（3）石河子南山墓地 98SSM 12，颅骨见 12 处溶解穿孔，最大直径约 5 厘米，经鉴定为多发性骨髓瘤[5]。（4）洛浦县山普拉墓地部分颅骨上也有颅骨溶解现象，发掘者认为属于骨髓瘤[6]。

人类对肿瘤的治疗由来已久。公元前三千纪，古埃及人已利用手术刀切割肿瘤，说明肿瘤是尼罗河流域较为常见的疾病。古代印度人掌握了"肿瘤切断术"，用以治疗各类肿瘤类疾病[7]。考古发现证明，法国卡昂病例曾尝试进行肿瘤切除手术，最终中途停止[8]。我国古代也有切割肿瘤的记载，如《太平广记》"异疾"中提到的面部肿瘤

---

[1] D. Morse, et al., "Prehistoric Multiple Myeloma," *Bull, New York Acad. Med.* 50(4), 1974, p. 58.

[2] Wakely, et al., "Case of a Malignant Tumour from Abingdon," *Journal of Archaeological Science* (25), 1998, p. 55.

[3] 聂颖、阮秋荣等：《伊犁巩留县山口水库墓地出土人骨研究》，《新疆文物》2018 年第 3、4 期合刊，第 66—79 页。

[4] 吐鲁番市文物局等：《新疆洋海墓地》，文物出版社 2019 年版，第 684—685 页。

[5] 陈靓：《新疆石河子南山石堆墓人骨的种系研究》，《考古与文物》2002 年第 1 期，第 79 页。

[6] 王博、付昶：《新疆干尸和改形颅》，新疆人民出版社 2019 年版，第 121 页。

[7] 〔意〕阿尔图罗·卡斯蒂廖尼：《医学史》，程之范、甄橙主译，译林出版社 2013 年版，第 84 页。

[8] 〔英〕夏洛特·罗伯茨：《疾病考古学》，张桦译，山东画报出版社 2010 年版，第 275—281 页。

切割方法，程序为先麻醉后切除①。古代史料对于肿瘤虽有荒诞不经的描述，却也大体反映出肿瘤切除的医疗实践。近年来，俄罗斯学者对"乌科克公主"的研究表明，公主头发中含有大量大麻的标示物四氢大麻酚（THC），表明她生前曾长期服用大麻镇痛。这一事实说明，先民虽并不懂得肿瘤发生的机理与病因，但却有一定的应对手段。目前，新疆青铜时代至早期铁器时代肿瘤的治疗研究还处于空白状态，未来学界应予以关注。

---

① 李锦绣：《唐代的胡人与外科手术：以〈太平广记〉为中心》，载刘进宝主编：《丝路文明》第一辑，2016 年，第 93—102 页。

第五章　新陈代谢与内分泌疾病

在人类进化的漫长历史中，生存与食物一直是人类命运的主题。从狩猎采集、农业起源到游牧活动的产生，人类始终面临饥饿的困扰。由于过度依赖单一、劣质的食物，人类健康也受到各种威胁。1969年，美国考古学家弗兰纳瑞（Flannery）提出"广谱食物革命"（Broad-spectrum Revolution）理论，指出人类进入中石器时代（Mesolithic）以来，食物的选择逐渐多样化，人类对食物的选择直接影响到人体结构的演化。

现代科技考古中，常利用 C、N、O、Sr 同位素分析研究古人的食谱及营养状况。通过对古人牙齿、骨骼的疾病考古研究，大致可以了解古人的生存状态与健康信息。新陈代谢疾病被学界视为"生存压力的生物学指标"（indicators of stress）。从骨骼和牙齿观察到的形态异质，呈现出个体在生长发育阶段对所受压力的适应性。这一适应性与人体营养、遗传、环境及免疫水平有关。[1]代谢效应在营养缺乏状况下最为明显，例如维生素缺乏会导致软骨病、坏血症；钙缺乏会导致骨质疏松等。

一般情况下，当人体营养摄入不足时，其免疫系统会相应减弱，抵御疾病的能力下降。饮食中缺乏特定营养物质时，甚至会出现某些疾病，进而影响骨骼与牙齿的生长。如哈里斯线（Harris's lines）是

---

[1]　L. M. Schell, "Culture As Stressor: A Revised Model of Biocultural Interaction," Am. *Phys. Anthrop* (102), 1997, pp. 67-77.

一种表现在骨骼上的病理学现象。哈里斯线又称生长停滞线，在干骨中表现为增厚线。当缺乏营养时，干垢端软骨因连续生长失败形成额外的骨沉积，呈现出不透明的连续硬化线[①]。考古学家曾在奥茨冰人胫骨上发现了 17 条"哈里斯线"，说明他在 9、15、16 岁时曾遭遇严重的营养不良[②]。有研究表明，部分个体的哈里斯线会随时间推移而被吸收，不会留下生长停滞痕迹。

一、多孔性骨肥厚和筛状眶

贫血是一种由多种原因引起的血红蛋白（Heamoglobin）浓度减少或血红细胞数量低于正常值的生理现象。目前临床医学中，最为常见的是缺铁性贫血。骨髓在形成红细胞血红蛋白时，需要铁元素的参与。食物中的铁分子为非血红素铁（主要来自谷物和蔬菜）和血红素铁（主要来自肉类），后者比前者更易被肠道吸收。根据国外学者研究，自前农业时代至新石器时代，贫血罹患率有明显增加的趋势，且低海拔地区和赤道周边更易发生缺铁性贫血。饮食只是导致贫血的致病因素之一，此外布鲁氏菌病等也会促使溶血性贫血的发生。

医学观察证实：贫血会导致人体骨骼出现病变，其中最常见的是多孔性骨肥厚（Porotic hyperostosis）和筛状眶病变（Cribra orbitalia）。有研究显示，重型地中海贫血、疟疾[③]、镰状细胞贫血、疟疾坏血症、

---

① 〔美〕罗伯特·曼恩、大卫·亨特：《骨骼疾病图谱 —— 人类骨骼病理与正常变异指南》（第三版），张全超、秦彦国译，孙洋校，科学出版社 2020 年版，第 111 页。

② 〔英〕布莱恩·费根：《耶鲁古文明发现史》，刘海翔、甘露译，人民日报出版社 2020 年版，第 261 页。

③ 疟疾是一种由疟原虫（Plasmodium）感染所造成的慢性疾病，主要由按蚊（Anopheles mosquito）等的叮咬造成。已知的人畜共患疟原虫有 5 种：恶性疟原虫（P. falciparum）、间日疟原虫（P. vivax）、卵形疟原虫（P. ovale）、三日疟原虫（P. malariae）、诺氏疟原虫（P. knowlesi）。

佝偻病、肿瘤等疾病，也会导致多孔性骨肥厚和筛状眶发生。[①]

多孔性骨肥厚，又称对称性骨质疏松症（symmetrical osteoporosia）、颅骨筛板（cribra cranii）或塔拉·格鲁菲提综合征（Tara Grufferty syndrome），是指板障内骨小梁垂直排列而导致骨板压力增加，外层骨板变薄和内外两层骨板间板障增厚。上述变化是因为机体受刺激后，肾脏产生促红细胞生成素，由骨髓产生更多红细胞以代偿体内缺铁的结果。

筛状眶病变是发生在颅骨眶顶板前部的多孔性骨骼改变，常双侧对称分布，目前有"泪腺刺激说"（Lacrimalgland irritation）、"沙眼说"（Trachoma）、"营养不良说"（Nutritional deficiency）、"维生素缺乏说"（Vitamin deficiencies）、"缺铁性贫血说"（Iron deficiency）等观点，学界一般认为与营养缺乏和缺铁性贫血有关。病情严重时，筛状眶病变也会出现在颅顶部位。有学者认为，筛状眶病变是多孔性骨肥厚的早期症状[②]。

近年来，学界对巴基斯坦摩亨佐–达罗（Mohenjo-Daro）遗址出土人骨进行了重新鉴定，发现当地人群普遍存在多孔性骨肥厚现象。已有研究表明，缺铁性贫血与遗传性血红蛋白异常有关，常见症状为地中海贫血和镰状细胞贫血。二者能够抵御疟疾的伤害，而多孔性骨肥厚（PH）和筛状眶病变（CO）可能是具有抗疟疾能力的一种遗传表现。K. 肯尼迪（Kennedy）认为，摩亨佐–达罗人群的多孔性骨肥厚是当地人群为抵御疟疾而产生的一种环境适应。更多证据表明，摩

[①] E. M. Murphy, et al., "Prehistoric Old World Scalping: New Case from the Cemetery of Aymyrlyg," *Am. Archaeology* (106), 2002, pp. 1-10.

[②] 〔美〕罗伯特·曼恩、大卫·亨特：《骨骼疾病图谱 —— 人类骨骼病理与正常变异指南》（第三版），张全超、秦彦国译，孙洋校，科学出版社 2020 年版，第 21 页。

亨佐–达罗废弃的直接原因并非雅利安人的征服，更有可能与肆虐的洪水及流行疾病有关[1]。

新疆考古发现的多孔性骨肥厚和筛状眶病变，多见于早期铁器时代人群。

巴里坤县黑沟梁墓地 93BYJHM 7B，女性，30—40 岁，眶上筛状样[2]。鄯善县洋海墓地样本 489 例，发现 100 例个体存在眼窝筛，其中男性 59 例，占男性总数（279）的 21.1%；女性 22 例，占女性总数（168）的 13.1%；性别不明 19 例。14 岁以下个体 30 例，占全部未成年个体的 20.4%；成年个体 70 例，占全部成年个体的 16.6%。洋海墓地多孔性骨肥厚 1 例，IIM 56，疑似女性，左、右顶骨后部均有大面积细孔分布[3]。

托克逊县鱼儿沟墓地 08TTAM 1C，约 9 岁，性别不详，眶顶板上部见筛孔，呈针眼状左右对称分布[4]。和静县莫呼查汗墓地 IIM 28，男性，25—30 岁，右眼外上眶壁处有针状孔[5]。（图 5.1）呼图壁县康家石门子墓地 M 52，双侧眼眶上顶板有密集筛状孔。

尼勒克县吉林台墓地发现多孔性骨肥厚 22 例，筛状眶顶板 5 例，两种现象同时出现个体 4 例，合计 31 例（男性 21 例，女性 8 例，性别不明 2 例），患病个体占总样本数的 11.52%（31/269）。其中未成

① 〔英〕保罗·G. 巴恩：《骨文 —— 讲述人类遗骸背后的考古故事》，张全超、夏文静译，科学出版社 2017 年版，第 6 页。

② 魏东：《青铜时代至早期铁器时代新疆哈密地区古代人群的变迁与交流模式研究》，科学出版社 2017 年版，第 48—91 页。

③ 张全超、朱泓：《新疆鄯善洋海青铜时代居民眶顶板筛孔样病变的调查》，《人类学学报》2006 年第 2 期，第 102—105 页。吐鲁番市文物局等：《新疆洋海墓地》，文物出版社 2019 年版，第 680、681、687 页。

④ 新疆文物考古研究所：《托克逊县鱼儿沟遗址、墓地考古发掘报告》，《新疆文物》2011 年第 2 期，第 92—120 页。

⑤ 新疆文物考古研究所：《新疆莫呼查汗墓地》，科学出版社 2016 年版，第 321 页。

年个体 3 例，所占比例很低；患病成年个体主要为壮年和中年，男性
发病率是女性的 2 倍以上。另外，上述症状人群的骨骼上多见明显创
伤（均为男性），其比例为 32.26%，高于整体平均值的 15.72%，表
明吉林台人群的多孔性骨肥厚和筛状眶顶板主要与创伤有关。[1]

拜城县多岗墓地样本 46 例（男性 18 例，女性 24 例，性别不明 4
例），其中男性筛状眶 1 例（5.6%），多孔性骨肥厚 3 例（15%），整
体发病率 19%；女性筛状眶 1 例（4.2%），不明性别筛状眶 1 例。统
计罹患率可知，筛状眶为 6.5%，多孔性骨肥厚为 6.8%，合计 12.2%。
整体来看，男性筛状眶及多孔性骨肥厚发病率高于女性。[2]（图 5.2）

且末县扎滚鲁克一号墓地 M14 样本 17 例，其中 9 例有筛状眶病
变，罹患率为 53%。在 9 例患病个体中，未成年 3 例，青年 2 例，壮
年 3 例，老年 1 例。从性别角度分析，男性 4 例，女性 2 例，性别不
明 3 例，男性罹患率高于女性[3]。扎滚鲁克一号墓地 M64 样本 11 例，
仅 1 例（M64B2，女性，45—50 岁）见筛状眶病变，位于眼眶泪腺
窝处，左侧明显，右侧仅见小孔，罹患率为 9.09%[4]。

二、骨软化症

维生素 D 缺乏可导致人体对钙、磷吸收异常，出现骨密质和骨
松质内骨样组织钙化不足，形成骨软化现象的慢性骨骼畸形。上述慢

---

[1]　张林虎：《新疆伊犁吉林台库区墓葬人骨研究》，科学出版社 2016 年版，第 133—134 页。
[2]　中国社会科学院考古研究所等：《拜城多岗墓地》，文物出版社 2014 年版，第 270 页。
[3]　付昶、王博：《音乐之家 —— 且末扎滚鲁克一号墓地 M14 出土颅骨研究》，《新博文苑》 2016 年第 2 期，第 17—49 页。
[4]　付昶、王博：《且末县扎滚鲁克一号墓地 M64 出土颅骨研究》，《吐鲁番学研究》2018 年 第 2 期，第 98 页。

性维生素缺乏出现在儿童时期，儿童的承重骨骼就会弯曲变形，即民间所说的"佝偻病"（Rickets）。除鱼油和动物脂肪富含维生素 D 外，人类皮肤中的 7-脱氢胆固醇（$C_{27}H_{44}O$）也能通过阳光中的紫外线转化为维生素 D。有资料显示，肠道疾病（如慢性腹泻）、代谢功能不全、肾功能衰竭也会导致佝偻病发生[1]。严重的骨软化症（Osteomalacia）还会导致"牧羊杖"肋骨（NMNH-T）出现，即肋骨的慢性后凸使内脏压迫胸腔，导致肋骨变直。

在欧洲中世纪的人类遗骨中，发现有大量佝偻病案例。近年有学者指出，成年后的骨骼重塑会消除幼年佝偻病的痕迹。另外，游牧人群在青少年时期长期骑马活动，也会加重双腿的骨骼弯曲。山口水库墓地 M28 老年男性，双腿弯曲变形，脊椎见明显的骨质增生现象。山口水库墓地 M61，男性，约 25 岁，双腿弯曲呈"罗圈状"，推测为佝偻病。[2] 下坂地墓地 AIIM54，男性，约 20 岁，股骨弯曲呈弓形，或与青少年时期长期骑马有关[3]。

三、氟骨病

氟骨病（fluorosis of bone）是一种因长期摄入含氟量高的水、食物而引起的慢性骨骼氟中毒。氟元素最易在脊柱与骨盆累积，其次为胸骨、颅骨与肢骨，手足较为少见。多数患者有斑釉齿现象。氟骨病的临床表现为：（1）轻者四肢软弱无力，食欲下降，贫血，骨痛及腰

---

[1] 〔美〕罗伯特·曼恩、大卫·亨特：《骨骼疾病图谱——人类骨骼病理与正常变异指南》（第三版），张全超、秦彦国译，孙洋校，科学出版社 2020 年版，第 114 页。

[2] 新疆文物考古研究所：《2005 年度伊犁州巩留县山口水库墓地考古发掘报告》，《新疆文物》2006 年第 1 期，第 1—40 页。

[3] 王永笛：《下坂地墓地出土人类遗骸研究》，硕士学位论文，吉林大学，2018 年，第 56 页。

腿痛；（2）中度患者疼痛加重，肢体麻木，影响劳动；（3）重度患者四肢变形，运动受限，脊柱呈骨性强直，出现驼背现象。

吐鲁番市胜金店墓地发现氟骨病 1 例，墓葬编号不详，左、右两侧腓骨发生明显的骨端骨质疏松，象牙化趋势明显，呈纤维囊性骨炎表现[①]。（图 5.3）通常情况下，高氟水主要存在于干旱、半干旱地区的浅层或深层地下水中，当地层中有高氟矿物（如萤石）或高氟基岩时，地下水的含氟量就会升高。吐鲁番盆地海拔较低，属于水源高氟型地区，特别是坎儿井水中氟元素含量较高。刘开泰等对吐鲁番坎儿井饮用水的研究表明，当地儿童氟斑牙罹患率为 46.15%—88.24%，属于典型的氟中毒病区[②]。吐鲁番盆地氟骨病流行与特殊的地理环境及气候有关，炎热、干旱易导致水氟浓度偏高，居民饮水增加致使氟元素摄入过量[③]。

四、结石类疾病

结石（lithiasis）是人体导管腔或腔性器官内形成的固体块状物，常见于肾脏、输尿管、胆囊、膀胱中，偶见于胰导管、涎腺导管等腔中。结石主要由无机盐或有机物组成，由于受累器官不同，结石形成的机制及成分、形状、质地等均存在明显差异。考古发现的人类结石病例较为罕见。1984 年，莫里斯（Morris）等在南非西部城市卡卡马

① 李志丹：《新疆吐鲁番胜金店墓地人骨研究》，硕士学位论文，吉林大学，2015 年，第47 页。

② 刘开泰、王国荃等：《吐鲁番市生活饮用水中氟离子与八种微量元素的相关关系》，《新疆医学院学报》1990 年第 2 期，第 131—133 页。

③ 刘鸿德、李晓玲等：《吐鲁番地区地氟病的流行特征》，《中国地方病防治杂志》1990 年第 2 期，第 82—84 页。

斯（Kakamas）发现了 5 具前殖民地时期的人类遗骸，其中一位老年女性的肾脏部位出土了 2 块钙化的软组织残留物。经 X 射线和扫描电镜分析，上述钙化残留物为肾结石中常见的磷灰石，证明死者生前患有严重的肾结石[1]。

在新疆尼勒克县穷科克一号墓地 M4 发现 1 例膀胱结石病例。墓主为男性，年龄 30—35 岁，单人一次葬，头西脚东，仰身直肢，两腿间见一白色球状物，经新疆医科大学专家鉴定为膀胱结石[2]。

---

[1]　〔英〕保罗·G. 巴恩：《骨文 —— 讲述人类遗骸背后的考古故事》，张全超、夏文静译，科学出版社 2017 年版，第 236 页。

[2]　新疆文物考古研究所：《尼勒克县穷科克一号墓地考古发掘报告》，《新疆文物》2002 年第 3、4 期合刊，第 13—53 页。

第六章　呼吸系统疾病

呼吸系统（Respiratory System）是人体与外界进行气体交换的一系列器官的总称，包括鼻、咽、喉、气管、支气管及由大量肺泡、血管、淋巴管、神经构成的肺，以及胸膜等。临床上常将鼻、咽、喉称作"上呼吸道"，气管以下的气体通道（包括肺内各级支气管）称为"下呼吸道"[①]。

长期的科学研究表明，气温、湿度和可吸入颗粒物（PM 10）是导致呼吸系统疾病的主要因素。在相对适宜的温度下，呼吸系统疾病发病率最低；随着温度的升高或降低，发病人数呈上升趋势。除气温健康效应外，环境湿度对呼吸系统疾病的发生和发展也发挥着重要作用。当人体暴露于极端干、湿度环境中，同样会增加患呼吸系统疾病的风险。此外，可吸入颗粒物因为粒径小、比表面积大、吸附性较强，容易成为空气中各种有毒物质的载体。颗粒物被吸入肺部后，会进入血液中，造成感冒、哮喘、上呼吸道感染、肺炎、气管炎等症状[②]。

一、鼻甲肥大与鼻中隔偏曲

慢性呼吸系统疾病一般不会导致明显的人体骨骼变化。临床医

[①]　陈华编著：《体质人类学》（第三版），中山大学人类学系 2007 年版，第 38—39 页。
[②]　卢纯惠：《环境污染对呼吸系统的危害》，《环境保护》1981 年第 3 期，第 20—21 页。

学上比较常见的是鼻甲骨质肥大现象，它是由慢性单纯性鼻炎导致的黏膜上皮纤毛脱落，变为复层立方上皮，黏膜下层由水肿继而发生纤维组织增生而使黏膜肥厚，出现息肉样变，骨膜、鼻甲骨质肥大的改变。患者会出现鼻腔阻塞、呼吸困难、头痛、头晕、胸闷等症状。临床医学认为，导致鼻甲肥大的原因有以下四点：（1）长期慢性疾病导致身体抵抗力下降，鼻腔炎症反复发作；（2）长期使用麻黄素溶液滴鼻或净鼻，造成鼻腔黏膜反复被刺激，失去保护能力；（3）长期吸烟、酗酒刺激，会导致鼻甲肥大；（4）空气污浊导致的呼吸道反复感染，出现鼻窦炎、慢性扁桃体炎、咽喉炎等呼吸道病变。

鼻中隔偏曲（Nasal Septum Deviation）是指鼻中隔偏向鼻孔任意一侧的生理现象。正常人脸的不对称，也会导致鼻中隔偏曲。一般情况下，鼻中隔偏曲不会影响健康，但异常的偏曲会导致慢性鼻窦炎和严重的打鼾。另外，当鼻甲出现增生现象时，也会对鼻中隔产生压迫作用[1]。

莫呼查汗墓地发现 4 例鼻甲肥大现象。IIM68 女性（50—55 岁）和 IM149 男性（20—35 岁）均为右中鼻甲肥大，导致鼻中隔向左偏；IIM19 男性（35—40 岁）和 IM164 男性（45—50 岁）左鼻甲肥大，导致鼻中隔向右偏。[2]（图 6.1）

于田流水墓地 M26，3、4、5 号个体存在鼻甲肥大现象。三位患者埋葬于同一座家族墓葬中，可能存在一定的亲缘关系。另外 4 号、5 号个体上颌窦有炎症，可能与慢性上呼吸道感染有关。[3]（图 6.2）

---

① 〔美〕罗伯特·曼恩、大卫·亨特：《骨骼疾病图谱 —— 人类骨骼病理与正常变异指南》（第三版），张全超、秦彦国译，孙洋校，科学出版社 2020 年版，第 26 页。
② 新疆文物考古研究所：《新疆莫呼查汗墓地》，科学出版社 2016 年版，第 321 页。
③ 米夏艾勒·舒勒茨等：《新疆于田县流水墓地 26 号墓出土人骨的古病理学和人类学初步研究》，《考古》2008 年第 3 期，第 86—91 页。

莫呼查汗墓地与流水墓地所处自然环境，海拔较高，气候干燥、寒冷，适合游牧生产，但干冷气候对人类的呼吸系统会产生一定的影响，易发生慢性呼吸系统疾病。另外，鼻甲肥大症状也受到遗传因素的影响，但目前尚未进行特定的基因组分析。

二、尘肺病

尘肺病是一种由于长期吸入粉尘性物质（如灰尘），并在肺内滞留而引起的肺部组织弥漫性纤维化症状。尘肺病根据吸入粉尘种类的不同，可分为无机尘肺病与有机尘肺病两类[①]。

1980 年，新疆文物考古研究所在若羌县铁板河一处台地上发现两座青铜时代墓葬，其中 M1 出土一具女性干尸，即学界所称的"楼兰美女"。经上海劳动卫生职业研究所、上海工业卫生和职业病研究所等单位鉴定，女尸"肺泡和肺泡膈内有大量黑色颗粒沉着"，经检测为"炭末颗粒"和"含硅粉尘"沉积，说明墓主生前所处环境"多风沙"，且长期接触"不完全燃烧"的生活燃料[②]。（图 6.3）

---

① 刘树春：《尘肺病因学的探讨》，《职业医学》1987 年第 1 期，第 44—46 页。
② 王炳华主编：《新疆古尸——古代新疆居民及其文化》，新疆人民出版社 2002 年版，第 34 页。

第七章　关节疾病

　　骨关节炎是一种广泛存在的炎症性疾病，可视为一类系统性疾病或创伤。退行性疾病与身体畸形不同，但同时又存在一定的联系。随着年龄的增长，身体逐渐发生退行性改变，这是生命体的共同现象。人的大脑、动脉和关节都会出现退行性病变。退行性关节病是一种古老的疾病，早在1亿年前的恐龙脊椎化石上就已有显现。[①] 据统计，约90%的80岁以上老人患有各种类型的退行性病变，尤其以关节类疾病最为显著。

　　目前学界主要使用骨关节炎（degenerative osteoarthrosis）、退行性关节炎（degenerative joint disease）、关节病（arthropathies）和风湿病（rheumatism）等医学术语。骨关节炎分为原发性和继发性两类：（1）原发性是相对于继发性和转移性而言的，尚无明确的病因，但与年龄有关；（2）继发性通常与过度磨损有关，但并非每一个体的关节磨损均与骨关节炎直接相关。鉴于疾病考古学主要针对人类遗骨而言，因此后文均使用"退行性关节疾病"这一术语。

　　人体关节可分为硬性关节、丛和关节、动关节、纤维关节、软骨关节、滑液关节六大类。硬性关节是指固定不动的关节，如颅骨骨缝；丛和关节是指可以轻微活动的关节，如耻骨联合；动关节是指可

---

① R. S. Karsh and J. D. McCarthy, "Archaeology and arthritis," *Intern. Med* (105), 1960, p. 4.

自如活动的关节，如髋关节；纤维关节是指齿槽和牙齿构成的纤维连接；软骨关节指椎间关节等软骨连接；滑液关节是指关节囊表面有一层滑膜，腔内包含滑液，如肘关节、膝关节等。一般情况下，滑液关节最易患关节疾病[①]。

任何类型的炎症，特别是慢性感染，通常会导致骨骼的重塑，特发性骨关节炎症状尤其明显。关节疾病能够累及一个或多个关节，分布规律较为清晰；病变一般会导致骨的增生和破坏。增生是指新骨组织沿着关节表面和周缘向外生长，通常称为骨赘，属于关节为分散压力而产生的代偿反应。当软骨受到破坏时，关节仍持续活动就会导致软骨下的骨骼硬化，产生骨质象牙化现象[②]。

一、劳累型关节炎

德国解剖学家尤里乌斯·沃尔夫（Julius Wolf）指出，骨骼改变通常与特定的职业密切相关，骨骼的结构发育与其承受的外力相适应，即著名的"沃尔夫定律"。[③] 考古研究表明，现代人随着年龄增长关节炎的发生率会增加，但古人骨关节炎的患病率要高于现代人，可能与古人特定的生活方式及职业有关。

（一）颞下颌关节

颞下颌病变主要与长期咀嚼坚硬食物、用牙齿加工皮革、咬线

① 陈华编著：《体质人类学》（第三版），中山大学人类学系2007年版，第48—72页。
② 〔英〕夏洛特·罗伯茨、基思·曼彻斯特：《疾病考古学》，张桦译，山东画报出版社2010年版，第148—149页。
③ K. A. R. Kennedy, "Skeletal Markers of Occupational Stress," *Reconstruction of Life from the Skeleton*, New York: Alan Liss, 1989, p.134.

头、编筐等特定活动有关。

和静县莫呼查汗墓地样本 23 例，其中 11 例罹患颞下颌关节病，占个体总数的 47.83%，其中除 M63 为第三期（早期铁器时代）外，其余 23 例均在青铜时代，发病比例 50%[1]。（图 7.1）

尼勒克县吉林台组样本 229 例，患有关节疾病个体 23 例，占总样本的 10.04%。其中颞下颌关节疾病个体 11 例，占总样本的 4.80%，占患病个体总数的 47.83%。男性有 7 例，罹患率为 5.74%；女性 4 例，罹患率为 3.74%[2]。

塔什库尔干县下坂地墓地 AIIM 102，男性，成年，髁凸关节面后侧有炎症，圜锥前侧见骨赘。整体来看，下坂地人群颞下颌关节病罹患率较高，且男性高于女性，患病年龄主要在中年期与壮年期[3]。

且末县扎滚鲁克一号墓地 M14 样本 17 例，其中 9 例有颞下颌关节紊乱症状，占总数的 52.94%，其中男性 4 例，女性 5 例，性别差异不明显。[4]患病个体年龄主要集中在青壮年，仅 1 例为老年。扎滚鲁克一号墓地 M64 样本 11 例，观察到 5 例颞下颌关节紊乱症状，占个体总数的 45.45%，其中男性 2 例，女性 3 例，主要为中老年[5]。

（二）上肢关节

巴里坤县黑沟梁墓地 93BYJHM4 个体左侧肱骨尺骨关节炎，导致肱骨鹰嘴窝处增生变形，右侧肱骨明显比左侧粗壮，或为运动不均

① 新疆文物考古研究所：《新疆莫呼查汗墓地》，科学出版社 2016 年版，第 148—149 页。
② 张林虎：《新疆伊犁吉林台库区墓葬人骨研究》，科学出版社 2016 年版，第 136—137 页。
③ 王永笛：《下坂地墓地出土人类遗骸研究》，硕士学位论文，吉林大学，2018 年，第 57 页。
④ 付昶、王博：《音乐之家——且末扎滚鲁克一号墓地 M14 出土颅骨研究》，《新博文苑》2016 年第 2 期，第 17—49 页。
⑤ 付昶、王博：《且末县扎滚鲁克一号墓地 M64 出土颅骨研究》，《吐鲁番学研究》2018 年第 2 期，第 99 页。

衡导致的代偿性形态差异。93BYJHM15 个体右侧桡骨小头关节炎，关节面边缘严重增生[①]。（图 7.2）

塔什库尔干县下坂地墓地 AIIM24，男性，25—30 岁，右侧尺桡骨关节面有骨刺，桡骨见骨赘。AIIM30，男性，35—40 岁，左、右侧尺桡骨上下关节面有轻微骨赘。AIIM31 北，男性，约 25 岁，左侧肱骨鹰嘴窝附近有增生，下端尺骨严重增生，桡骨轻微增生。AIIM39，女性，45—50 岁，左侧鹰嘴窝尺骨滑车面上有严重骨刺，左侧桡骨小头关节面周围也有骨赘。AIIM45，男性，约 20—25 岁，尺骨关节有轻微关节炎，左侧略重于右侧，右侧肱骨滑车有骨赘。AIIM90，男性，约 25 岁，右侧腓骨头有增生现象，左侧较轻微。AIIM18，男性，25—30 岁，左侧桡骨关节面有骨刺。AIIM18，女性，25—30 岁，左、右侧尺桡骨关节面有轻微骨赘[②]。

一般上肢关节炎症与患者生前从事的纺织、制毡、皮革加工等活动有关。根据英国出土 18—19 世纪纺织工的骨骼判断，多数关节炎出现于上肢。黑沟梁人群的关节炎现象并不普遍，当地自然环境较好，少量案例或与社会底层人群的过度劳动相关，体现出阶级的压迫与社会地位的不平等。下坂地墓地的上肢关节炎症现象比较普遍，尤其是桡骨关节炎比较显著，可能由剧烈活动引发的二头肌肌炎所致，加之帕米尔高原生存条件险恶，当地人群普遍处于过度劳动的状态。

（三）下肢关节

下肢关节最常见的症状是形成骨赘、关节面骨质象牙化和股骨

[①] 魏东：《青铜时代至早期铁器时代新疆哈密地区古代人群的变迁与交流模式研究》，科学出版社 2017 年版，第 48—91 页。

[②] 王永笛：《下坂地墓地出土人类遗骸研究》，硕士学位论文，吉林大学，2018 年，第 56 页。

头坏死。骨赘通常为表面不光滑的凸起或衍生物。骨质象牙化表面光
滑闪亮，颜色呈亮黄色。股骨头坏死则是一个病理演变过程，初始发
生于股骨头负重区，在应力作用下坏死部分发生结构损伤，伴有显微
骨折及损伤修复的过程。股骨头坏死的病因包括：（1）股骨头长期负
重导致的劳累损伤；（2）股骨颈骨折复位的不良愈合，造成骨小梁转
向，负重区承载应力减低，出现应力损伤，此类坏死多发生于患者骨
折愈合后负重行走；（3）骨组织自身病变，如慢性酒精中毒或使用糖
皮质激素引起的骨坏死；（4）儿童发育成长期出现的股骨头生发中
心 —— 股骨头骨骺坏死，又称儿童股骨头坏死，或扁平髋。[①]

沙湾县大鹿角湾墓地 M37 个体右侧股骨头坏死，生前行动困难，
从病变结构观察，曾长期患病，并伴有强烈疼痛。（图 7.3）沙湾县宁
家河水库墓地 M13，中年男性，右股骨病变明显，胫骨近端关节面骨
质增生[②]。

塔什库尔干县下坂地墓地 AIIM29，男性，约 25 岁，左、右侧股
骨头边缘有骨刺，且蔓延至大转子附近，两侧较为严重，左、右侧股
骨头上端有大面积象牙质，左、右侧股骨下端外关节面见磨损痕迹，
左、右侧腓骨小头有骨赘，左侧股骨外关节面有轻微骨刺。AIIM39，
女性，45—50 岁，左侧胫骨外关节面内侧有一长骨刺，腓骨关节面
上有一凹沟且周围有愈合痕迹，大转子右侧凹凸不平有骨刺和骨赘。
AIIM102，男性，成年，膝盖关节面骨质增生严重，左、右侧肱骨头
有骨质增生现象，股骨左、右侧下关节面增生严重。AIIM105，男性，

---

① 〔美〕罗伯特·曼恩、大卫·亨特：《骨骼疾病图谱 —— 人类骨骼病理与正常变异指南》
（第三版），张全超、秦彦国译，孙洋校，科学出版社 2020 年版，第 103—104 页。

② 新疆文物考古研究所：《新疆沙湾宁家河水库墓地发掘简报》，《文物》2020 年第 4 期，
第 4—30 页。

约 20 岁，右侧胫骨下端与腓骨关节面上有骨刺，腓骨粗大且有孔[①]。

学界对劳累型关节炎已有一定的研究基础。大英博物馆赛雅·莫莱森（Theya Molleson）对美索不达米亚新石器时代人骨的研究表明，部分女性的脚趾骨、大腿骨异常变形，膝关节、脊柱关节出现劳累型关节炎，表明生前曾长期跪地，弯腰驼背，用石磨加工谷物，这种重复性工作导致其骨骼产生畸形[②]。沙湾县鹿角湾与塔什库尔干县下坂地均为高山草场，山势陡峭，海拔落差较大，因此当地人群的活动空间处于高山草场—山间谷地的变化中，其下肢的骨关节炎症可能与频繁的攀山、下山活动有关。近年有学者认为，"过度使用假说"与古代群体的生业活动并无必然联系，骨关节炎可能是遗传与环境变量共同作用的结果[③]。

二、脊柱关节疾病

（一）脊柱关节炎

脊柱关节炎与脊柱受压迫有关，是人类适应双足直立行走所付出的代价之一。脊柱的生理结构是胸椎部位向后曲，在腰椎和颈椎部位向前曲，因此第五颈椎、第八胸椎和第四腰椎成为最易发生关节疾病的区域。考古研究表明，古代人群由于生产生活方式的差异，其运动量要高于现代人群，因此罹患脊柱疾病的几率更高。人体脊柱的生

---

① 王永笛：《下坂地墓地出土人类遗骸研究》，硕士学位论文，吉林大学，2018 年，第 53—59 页。

② 〔美〕皮特·S. 昂加尔：《进化的咬痕：牙齿、饮食与人类起源的故事》，韩亮译，新世界出版社 2019 年版，第 223 页。

③ 〔美〕罗伯特·曼恩、大卫·亨特：《骨骼疾病图谱——人类骨骼病理与正常变异指南》（第三版），张全超、秦彦国译，孙洋校，科学出版社 2020 年版，第 18 页。

理结构并不适应垂直负重，也不适合乘骑马匹运动[1]。当人类骑马前行时，人体在马背上处于短暂的自由落体状态。人体下落时，马背会对骑手脊柱产生向上的冲击力，从而加剧脊椎的受累程度。战马奔跑的越快，对骑手脊柱的伤害度越大[2]。因此，狩猎及游牧人群的脊柱更易受到损伤。埃里克·特林库斯（Eric Trinkhaus）对法国南部拉沙佩勒奥圣（La Chapelle-aux-Saints）出土尼安德特人骨的研究表明，尼安德特人"丑陋驼背"的形象很大程度上源于脊柱关节损伤造成的病态，而非自然属性[3]。在黑龙江阿城出土的金齐王完颜晏遗骸中，学界也找到了乘骑劳损引发脊柱病变的证据[4]。

　　吐鲁番胜金店墓地 07TSM 7:A，男性，年龄 45—50 岁，椎体边缘有大量骨赘，整个脊椎已明显变形，骨质表面多孔、疏松。患病个体生前行动困难，骨性关节炎已对其生活造成严重影响[5]。（图 7.4）和布克赛尔县 219 国道松树沟墓地 2017THSM 15，男性，45—50 岁，脊椎出现退行性病变，腰椎体边缘增生明显，推测该个体曾长期从事负重活动。[6]

　　头顶负重或长期运动负荷也会对脊柱形态造成改变，出现增生

① P. S. Bridges, "Vertebral Arthritis and Physical Activities in the Prehistoric United States," *Am. Phys. Anthrop* (93), 1994, pp. 83-93.
② 吴起跃、万朝军等：《广东省马术队伤病情况调查及分析》，《中医正骨》2008 年第 6 期，第 24 页。
③ 〔英〕亚当·卢瑟福：《我们人类的基因——全人类的历史与未来》，严匡正、严晨晨译，中信出版集团 2018 年版，第 23 页。
④ 哈尔滨医科大学：《阿城巨源金代齐国王墓古尸医学研究简报》，《哈尔滨医科大学学报》1993 年第 4 期，第 359—360 页。
⑤ 李志丹：《新疆吐鲁番胜金店墓地人骨研究》，硕士学位论文，吉林大学，2015 年，第 47 页。
⑥ 聂颖、阿力甫江·尼亚孜、朱泓：《和布克赛尔县 219 国道松树沟墓地出土人骨鉴定与初步分析》，《新疆文物》2018 年第 1、2 期合刊，第 129—131 页。

及炎症[1]。如下坂地墓地 AIIM4，女性，20—23 岁，颈椎有骨刺分布，属于炎症性增生，推测其颈部可能曾长期负重，或用头顶搬运重物[2]。

（二）强直性脊柱炎

强直性脊柱炎（Ankylosing Spondylitis, AS）是一种自身免疫性关节疾患，又称"马史二氏病"（Marie-Strumpell's disease），发现于18 世纪 80 年代，属于孟德尔（Mendel）显性遗传病。强直性脊柱炎有明显的退行性炎症反应，常累及中轴骨及滑液关节、软骨关节，腐蚀并融合受累关节，特别是骶髂及周围关节最为显著。因此，骶髂关节融合被认为是典型的强直性脊柱炎症状。强直性脊柱炎的发病率为0.1%—0.2%，男女患病比例为 5：1，男性明显高于女性。[3]

在埃及、加拿大、美国、法国、英国、丹麦等地的古代遗骸中，均发现有强直性脊柱炎病例。我国新疆的莫呼查汗、黑沟梁等墓地亦有所见。莫呼查汗墓地 IM114，其骶骨、右侧髂骨已完全融合，关节缝不见痕迹，骶髂已融合成整块平整坚硬的骨体；IIM68，女性，50—55 岁，骨盆髋臼关节面和骶髂月状面出现唇形变、关节多孔状和骨质象牙化。黑沟梁墓地 93BYJHM12 个体，女性，成年，右侧骶髂关节炎症，耳状关节面边缘硬化不规整，关节面下限呈丘状起伏[4]；93BYJHM11，墓葬已扰乱，女性，45—50 岁，裸眼可见骶髂关节融合，

---

[1]　吉彦廷、宋雅：《长期运动负荷对举重运动员脊柱形态的影响》，《中国康复医学杂志》2019 年第 6 期，第 702—706 页。

[2]　王永笛：《下坂地墓地出土人类遗骸研究》，硕士学位论文，吉林大学，2018 年，第 53 页。

[3]　J. Rogers, "The Palaeopathology of Joint Disease," *Human Osteology in Archaeology and Forensic Science*, London: Greenwich Medical Media, 2000, p. 176.

[4]　魏东等：《新疆哈密黑沟梁墓地出土人骨的创伤、病理及异常形态研究》，《人类学学报》2012 年 5 月第 31 卷第 2 期，第 176—186 页。

融合处骨质光滑，X 光检查融合处有骨小梁排列，与周围骨质无异。[①]（图 7.5）

（三）枕髁关节病变

现代医学及人类学研究表明，枕髁关节病变与患者头部负重有关。布里奇斯曾探讨了美国阿拉巴马印第安人群的颈部骨骼病变，认为用前额捆扎布带背负重物，会导致前额与颈部压力过大，出现枕髁病变。另外，长期用头部负重也会导致枕髁关节退行性病变。

尼勒克县吉林台组发现 3 例枕髁关节病变，其中 1 例颈椎 1—5 节关节病变显著[②]。莫呼查汗墓地 IIM 9（男性，50—55）、IM 49（女性，50—55）、IM 160（男性，55+）、IM 157（男性，40—45）存在枕髁关节退行性病变。（图 7.6）

塔什库尔干县下坂地墓地 AIIM 26，女性，23 岁，左、右枕髁边缘有炎症，右侧有骨赘；AIIM 105，男性，约 20 岁，圆锥与枕骨大孔相融合[③]。

且末县扎滚鲁克一号墓地 M 14 样本 17 例，有 8 例出现枕骨枕髁炎症，占样本总数的 47.06%，其中男性 4 例，女性 4 例。[④]扎滚鲁克一号墓地 M 64 样本 11 例，观察到 3 例枕髁关节炎症，占样本数的 27.27%，其中男性 1 例，女性 2 例[⑤]。

---

① 魏东：《青铜时代至早期铁器时代新疆哈密地区古代人群的变迁与交流模式研究》，科学出版社 2017 年版，第 75 页。
② 张林虎：《新疆伊犁吉林台库区墓葬人骨研究》，科学出版社 2016 年版，第 140 页。
③ 王永笛：《下坂地墓地出土人类遗骸研究》，硕士学位论文，吉林大学，2018 年，第 53、57 页。
④ 付昶、王博：《音乐之家 —— 且末扎滚鲁克一号墓地 M 14 出土颅骨研究》，《新博文苑》2016 年第 2 期，第 17—49 页。
⑤ 付昶、王博：《且末县扎滚鲁克一号墓地 M 64 出土颅骨研究》，《吐鲁番学研究》2018 年第 2 期，第 99 页。

三、风湿性关节炎

风湿性关节炎（rheumatic arthritis）属于免疫反应型关节炎，是一种炎症反应的慢性疾病，能波及患者身体的多个系统，80% 的患者体内会产生循环抗体，即类风湿因子。当患者生活在高寒地区或偏爱高蛋白、高脂肪饮食时，病情会明显加重。学界认为，风湿性关节炎与家族遗传有关，患者常表现为体质虚弱、贫血，体重下降，肌肉无力等症状，关节肿胀、僵硬和疼痛等，运动功能严重下降，老年患者常伴有严重的骨骼变形。

在疾病考古学中，通常以关节融合作为风湿性关节炎的主要标志。另外，齿突的侵蚀诊断是类风湿性关节炎（RA）的标准之一。最早关于风湿性关节炎的描述出自希波克拉底："风湿性关节炎多发生于 35 岁左右，首先波及手足关节，使其变得冰冷和残废，然后蔓延至肘关节、膝关节和髋关节。"[1]

尼勒克县别特巴斯陶墓地 2003YNBM19C，墓主左手食指远节、中节指骨骨愈合，左侧大多角骨与第一掌骨愈合，胸椎 3、4 节愈合，属于典型的风湿性关节炎。[2]（图7.7）拜城县克孜尔石窟89-9 窟岩石下出土 1 具尸骨，女性，年龄约 30 岁，头朝南俯卧，双手前伸，右侧 3 根肋骨断裂，颌面骨折，骨盆内见婴儿碎骨。死者右股骨关节见风湿性增生，增生质已将股骨头包裹，关节臼内有骨刺，年代约为公元 3—4 世纪。[3]

---

[1] C. L. Short, "The Antiquity of Rheumatoid Arthritis," *Arthritis and Rheumatism* 17(3), 1974, pp. 193-205.

[2] 张林虎：《新疆伊犁吉林台库区墓葬人骨研究》，科学出版社 2016 年版，第 140—141 页。

[3] 新疆文化厅文物保护维修办公室：《1989 年克孜尔千佛洞洞窟前清理简报》，《新疆文物》1991 年第 3 期，第 1—35 页。

四、小结

关于退行性疾病的研究案例较多，最著名的是埃及帝王谷 55 号墓木乃伊的身份争论。1907 年，英国考古学家爱德华·埃尔顿（Edward Ayrton）发现了帝王谷 55 号墓内 1 具身份不明的木乃伊。由于墓葬遭到长期盗扰，大量文物已遭破坏，身份信息丢失。根据出土铭文推测，这具木乃伊可能是埃及第十八王朝王室成员之一。学界前后出现了"阿蒙霍特普（Amenhotep）二世说""阿蒙霍特普三世说""皇后泰伊（Tiy）说""埃赫那吞（Akhenaten）说"以及"图坦卡门（Tutankhamen）说"。随后一个世纪，帝王谷 55 号墓木乃伊先后进行过三次体质人类学鉴定，其结论为"木乃伊不超过 25 岁，性别不明，可能是皇后泰伊或埃赫那吞的兄弟斯蒙卡拉（Smenkhkare）"。直至 2010 年，考古学家利用 CT 扫描和 DNA 技术进行再次鉴定，确定该木乃伊与法老图坦卡门存在血缘关系。更为重要的是，研究人员在木乃伊脊柱外侧发现了退行性病变的证据，证实其真实年龄约为 60 岁，从而推翻了"不超过 25 岁"的结论，确认其真正身份为法老埃赫那吞[①]。

新疆青铜时代至早期铁器时代的骨关节疾病较为多发，尤以天山沿线伊犁河谷及帕米尔高原的游牧人群最为显著。如尼勒克县吉林台墓群的下颌关节与枕髁病变最为常见；其次是骶椎、髋臼、腰椎和手掌，男性发病率高于女性。对于致病因素的解释，或与当地相对湿润多雨的环境相关；其次是以肉、奶为主的高蛋白饮食传统。此外，长期的乘骑、捻线、擀毡等活动也会出现腰椎、下颌和掌骨的过度劳

---

① 〔英〕保罗·G. 巴恩：《骨文——讲述人类遗骸背后的考古故事》，张全超、夏文静译，科学出版社 2017 年版，第 236 页。

损，导致关节疾病的发生。

尼勒克县吉林台墓群关节疾病统计表

样本	性别	年龄	病变部位
03YNQM148	女	35±	下颌关节
03YNQM129	男	45±	下颌关节
03YNQM178	男	40—45	下颌关节
01YNQM35	男	35—40	下颌关节
04YNTM2	男	35—40	下颌关节
03YNAM5	男	40—45	下颌关节
04YNCM	女	50+	下颌关节
03NJJ-IIM3	男	30—35	下颌关节
03NJJ-IIM14	女	50±	下颌关节
03NJ-IIM27	女	50+	下颌关节
003NGJ-IIM4	男	30—35	下颌关节
03YNQM16	男	30—35	枕髁、下颌关节
01YNQM3	女	45±	枕髁、下颌关节
03NJJ-IIM14	男	45±	枕髁
03NG-IIM17	女	50±	颈椎
03YNQM95	女	50+	第一骶椎关节
004YNTM11	女	45—50	第一骶椎关节
03NJG-IIM3	男	40—44	掌骨、腕骨
01YNQM15	男	40—45	髋臼
03NJG-IIM156	女	50+	髋臼
01YNQM4	男	50±	股骨远端内外髁
03YNBM19B	男	40—45	胸椎1、腰椎4—5、腓骨远端、尺骨近端
03YNBM19C	女	50+	腰椎1—5、桡骨与尺骨近端、掌骨近远骨、肱骨远端

第八章　传染性疾病

传染性疾病主要由微生物引起，包括病毒、细菌、真菌或原生动物。微生物一般不会保留化石线索，骨骼也无法提供完整的传染病证据。目前，只有少数几类攻击骨骼和关节的微生物（如结核杆菌、梅毒螺旋体和麻风杆菌）能被准确鉴定[1]。微生物导致的传染病是人类最主要的死亡原因，也是改变人类历史进程的重要因素。

2015 年，俄罗斯考古学家在安德罗诺沃（Andronovo）人群遗骨中发现了鼠疫杆菌流行的证据，指出"安德罗诺沃人群的迁徙或与躲避鼠疫有关"[2]。2018 年，达姆歌德（Damgaard）在中亚地区天山匈奴遗址中发现并提取到鼠疫耶尔森氏菌（Yersinia pestis）[3]的古DNA，发现其与导致"查士丁尼瘟疫"（Justinian Plague）的鼠疫杆菌十分接近，推测鼠疫或经陆上丝绸之路传入欧洲地区[4]。

美国著名学者戴维·P. 克拉克（David P. Clark）认为："传染性

---

① 〔英〕多萝西·H. 克劳福德：《致命的伴侣——微生物如何塑造人类历史》，艾仁贵译，商务印书馆 2020 年版，第 25 页。

② Simon Rasmussen, "Early Divergent Strains of Yersinia Pestis in Eurasia 5000 Years Ago," *Cell* (163), 2015, pp.571-582.

③ 拜占庭史学家普罗科匹厄斯（Procopius）在著作《秘史》（*Secret History*）中详细描述了"查士丁尼瘟疫"的惨状。现代分子生物学研究显示，鼠疫杆菌是从假结核耶尔森氏菌（Yersinia pseudotuberculosis）分化而来，时间约为 3 万年前。

④ Peter de Barros Damgaard, Nina Marchi, et al., "137 Ancient Human Genomes from Across the Eurasian Steppes," *Nature* (557), 2018, pp.369-374.

疾病不但影响着人类的历史与文化，还塑造了人类本身。在人类诞生之初，各种微生物就不断攻击人类。每一次人口因传染病大减，基因选择就会发生。在漫长的岁月中，独有的基因突变会保护人类免遭许多传染病的侵害……人类的 DNA 序列中至今仍携带着各种突变。近年的研究显示，基因突变还在持续发生。从某种角度而言，是疾病造就了人类。"[1]

一、非特异性感染

由细菌造成的骨骼病变，绝大多数属于非特异性感染（Nonspecific infection），即很难确定准确的感染源。目前已知的病原体包括葡萄链球菌（Staphylococcus）、链球菌（Streptococcus）、肺炎双球菌（Pneumococcus）以及伤寒杆菌（Salmonella typhi）等致病菌。此外，真菌、寄生虫和病毒也会引发骨和骨髓感染。由于临床上由骨膜炎、骨炎和骨髓炎导致的骨膜、骨皮质和骨髓腔感染通常难以区分，故疾病考古学将其统称为"骨髓炎"（Osteomyelitis）。

骨髓炎的病理过程较为复杂。当骨组织感染形成脓液后，机体便开始修复被破坏的组织，骨骼会出现整体或局部的增大，骨表面呈现凹坑或不规则凸起，骨内部形成空腔并积蓄大量脓液，随后渐进性地穿透骨密质，将脓液释放入附近的软组织。由于致病细菌本身并不寄生于骨内，因此其来源应与身体其他部位的感染有关。血液感染是最为常见的感染途径之一，致病菌由原发病灶（如咽喉、耳部、扁桃体

---

[1]〔美〕戴维·P.克拉克：《病菌、基因与文明——传染病如何影响人类》，邓峰、张博、李虎译，中信出版集团 2020 年版，第 4—5 页。

等）传染至骨患处 ①。（图 8.1）

现代医学表明，第一类，90% 的骨髓炎由金黄色葡萄球菌（Staphy-lococcus aureus）感染所致。第二类是由皮肤穿透性骨折引发的，导致细菌直接由伤口进入骨骼。第三类是严重的慢性皮肤病变所致，如糖尿病引发的腿部溃烂，继而深入肌肉组织并扩散至骨表面。第四类是外科手术或战争创伤导致的感染。在抗生素发明之前，骨髓炎患者饱受高烧、疼痛等症状的折磨，并进一步引发败血症，死亡率极高。在埃及罗兹墓地出土的女性头骨表面，发现了匐行性溃疡（creeping ulcer）引发的骨穿孔证据，表明患者在弥留之际承受了巨大的痛苦 ②。

乌鲁木齐市萨恩萨伊墓地 M121，青年男性，右胫骨远端有一椭圆形骨瘘，直径 1.7—2.3 厘米，深 1.5 厘米，周围见椭圆形伤痕，骨密质表面疏松有孔，应为化脓后留下的骨瘘。③（图 8.2）和静县察吾乎沟口一号墓地 M263 墓主，男性，20—25 岁，右股骨明显粗于左股骨，右股骨上见骨髓炎导致的圆孔 ④。吐鲁番市胜金店墓地发现化脓性骨感染 6 例，其中下颌、锁骨和顶骨各 2 例，如 07TSM18:A 下颌有一圆形塌陷，直径约 1 厘米，属典型的化脓性感染 ⑤。（图 8.3）于田县流水墓地 M26:2，男性，45—59 岁，左上颌有脓性穿孔，周围骨组织有疏松沉积 ⑥；且末县扎滚鲁克一号墓地 M14P，壮年女性，右眼眶

①　〔美〕罗伯特·曼恩、大卫·亨特：《骨骼疾病图谱 —— 人类骨骼病理与正常变异指南》（第三版），张全超、秦彦国译，孙洋校，科学出版社 2020 年版，第 115—116 页。

②　〔意〕阿尔图罗·卡斯蒂廖尼：《医学史》，程之范、甄橙主译，译林出版社 2013 年版，第 43 页。

③　新疆文物考古研究所：《新疆萨恩萨伊墓地》，文物出版社 2013 年版，第 210—223 页。

④　刘学堂：《新疆史前宗教研究》，民族出版社 2009 年版，第 209 页。

⑤　中国社会科学院考古研究所新疆队：《新疆于田县流水青铜时代墓地》，《考古》2006 年第 7 期，第 31—38 页。

⑥　米夏艾勒·舒勒茨等：《新疆于田县流水墓地 26 号墓出土人骨的古病理学和人类学初步研究》，《考古》2008 年第 3 期，第 86—91 页。

骨壁处见感染性囊肿[1]。

二、特异性感染

特异性感染（Specific infection）是指对已知、特定的致病微生物造成的传染性疾病，如细菌、病毒、真菌和寄生虫等特殊病原体。人类历史上有 3 种主要的传染性疾病曾广泛传播，即结核病、麻风病（leprosy）和密螺旋体病[2]，上述感染在世界范围内均有发现。

（一）结核病

结核病（tuberculosis）是一种由结核杆菌感染引起的慢性传染病。1882 年，德国细菌学家罗伯特·科赫（Robert Koch）首次发现了结核病的致病杆菌。结核杆菌可侵入人体各器官，其中 80% 发生在肺部，颈淋巴、脑膜、腹膜、肠、皮肤、骨骼也可能出现继发性感染。患者以青年人为主，潜伏期 4—8 周，以飞沫传播为主要传染方式，传染源为接触排菌的肺结核患者。除少数发病急促外，临床上多呈现慢性过程，常有低热、乏力、咳嗽、咯血等症状。

目前已知的"结核分枝杆菌复合体"包括结核分枝杆菌、牛型结核分枝杆菌、非洲分枝杆菌、卡氏分枝杆菌和微小分枝杆菌等。结核分枝杆菌、牛型结核分枝杆菌是包括人类在内的哺乳动物的主要致病菌。过去学界认为，人类感染结核杆菌可能与欧亚大陆新石器时代

[1]　付昶、王博：《音乐之家——且末扎滚鲁克一号墓地 M 14 出土颅骨研究》，《新博文苑》2016 年第 2 期，第 17—49 页。

[2]　螺旋体是一种螺旋形细菌，常存在于淡水中，见于人体肠道和皮肤表面，大部分无害。密螺旋体是一种依附于皮肤的螺旋体，常见的四种密螺旋体感染是雅司病（yaws）、品他病（pinta）、非性病性梅毒（bejel）、梅毒（syphilis）。

的动物驯化有关。但在土耳其出土的距今 50 万年的直立人头盖骨上，考古学家发现了结核病的新证据。此外，在秘鲁前殖民地时期的木乃伊体内，病理学家采集并分析了早期结核杆菌的 DNA，证明人类在穿越白令海峡时已将结核病带入新大陆。近年的分子生物学研究表明：人类在驯养家畜之后将结核病传染给了奶牛。[①]

　　人类很早就认识到结核病的存在。埃及萨卡拉（Saqqara）金字塔出土的木雕人像已有脊柱结核的证据，年代约为公元前 2500 年[②]。在距今 3000 年的埃及壁画中，有专门描绘脊柱结核患者的画面。亚述、巴比伦出土的问诊泥板文书中，也有记录肺结核症状的内容："病人时常咳嗽，痰稠带血，呼吸发出笛声，皮肤冰凉，两脚发热，盗汗心烦；病重时甚至会出现腹泻。"[③]

　　我国目前最早的结核病例见于河北阳原姜家梁墓地 M27 个体（男性，35 岁），左侧肱骨见弥漫性溶骨破坏，年代为新石器时代。长沙马王堆一号墓女尸左侧肺叶见黄白色钙化病灶，属于肺部结核。[④]新疆早期铁器时代有 2 处疑似结核病例，分别位于察吾乎沟口一号墓地和吐鲁番市胜金店墓地。

　　（1）和静县察吾乎沟口一号墓地 M215B，成年，性别不明，左掌骨处有一直径 1.1 厘米、深 0.9 厘米的圆孔，基本贯穿掌骨。据观察，死者生前患有严重残疾，腕骨、桡骨和指骨大部分粘连，仅拇指分离，掌骨上的钩骨如骨刺状。一种观点认为："死者手掌生前曾被

① 〔美〕戴维·P. 克拉克：《病菌、基因与文明 —— 传染病如何影响人类》，邓峰、张博、李虎译，中信出版集团 2020 年版，第 4—5 页。
② 〔美〕谢尔登·沃茨：《世界历史上的疾病与医学》，张炜译，商务印书馆 2017 年版，第 20 页。
③ 〔意〕阿尔图罗·卡斯蒂廖尼：《医学史》，程之范、甄橙主译，译林出版社 2013 年版，第 35、43 页。
④ 李法军：《生物人类学》（第二版），中山大学出版社 2020 年版，第 477 页。

人工钻孔，钻孔后还活了相当长时间。"① 也有学者认为："左手掌骨骨质增生，互相连为一体。掌心向外突生出一高 1.4 厘米的增生小指，掌骨中心有一小圆孔，直径 1.1 厘米，深 1.4 厘米，未透手掌，孔壁呈平滑的骨面，新疆医科大学骨科专家认为，属于骨结核等疾病引起的脓疮孔。"②

（2）吐鲁番市胜金店墓地出土部分人骨的表面，有疑似结核杆菌感染的证据③。一般情况下，结核病的病理改变多为急性的，仅波及软组织，且十分致命。骨骼病变标志着疾病长期、慢性的病理过程。只有在人体具有一定的抵抗力后，骨骼上才会留下病理痕迹。

（二）寄生虫感染

寄生虫感染是指寄生虫以体内或体外寄生方式导致宿主健康状况恶化的疾病。对寄生虫的研究，一定程度上能反映出人类的健康状况、行为模式、饮食结构、迁移与流动，以及古代的自然环境与气候变化。学界对寄生虫的研究最早可上溯到卢费尔（Ruffer）对埃及第十二王朝木乃伊的埃及血吸虫（Schistosoma haematobium）感染的研究④。

国内对寄生虫的疾病考古研究始于 20 世纪 50 年代，主要涉及我国南方及中原地区，寄生虫种类包括鞭毛虫（Trichuris trichiura）、华支睾吸虫（Clonorchis sinensis）、姜片吸虫（Fasciolopsis buski）、蛲虫（Enterobius vermicularis）、蛔虫（Ascarislumbricoides）、中华肝吸虫

① 吕恩国：《论颅骨穿孔和变形》，《新疆文物》1993 年第 1 期，第 109 页。
② 刘学堂：《新疆史前宗教研究》，民族出版社 2009 年版，第 209 页。
③ LI X, WAGNER M, WU X, et al., "Archaeological and Palaeopathological Study on the Third/Second Century BC Grave from Turfan, China: Individual Health History and Regional Implications," *Quaternary International* (290-291), 2013, pp.335-343.
④ 〔英〕夏洛特·罗伯茨、基思·曼彻斯特：《疾病考古学》，张桦译，山东画报出版社 2010 年版，第 236 页。

（Clonorchissinensis）等①。近年对敦煌悬泉置遗址出土汉代人类粪便的研究表明，内陆丝绸之路沿线也存在鞭毛虫、蛔虫、绦虫（Taenia）、中华肝吸虫等寄生虫的感染②。学界认为，上述寄生虫感染或与生食肉类、果蔬等行为有关，特别是食用未熟的鱼类，会提高感染肝吸虫的风险。如湖南长沙马王堆女尸、湖北凤凰山墓地湿尸、湖北江陵马山一号女尸、湖北荆门郭家岗女尸等，体内均发现有中华肝吸虫寄生③。此外，学界还提出通过"墓葬腹土"来研究寄生物的方法④，并将其应用于贾湖遗址当中⑤。

我国古代文献对寄生虫感染多有记载。《史记·扁鹊仓公列传》载：名医淳于意区分寄生虫与"伤脾"的差异，"众医不知，以为大虫，不知伤脾"。⑥ 后文又提及临淄女婢腹生"蛲虫"的"蛲瘕病"。⑦《三国志·方技传》载："广陵太守陈登得病，胸中烦懑，面赤不食。佗脉之，曰：'府君胃中有虫数升，欲成内疽，食腥物所为也。'即作汤二升，先服一升，斯须尽服之。食顷，吐出三升许虫，赤头皆动，半身是生鱼脍也，所苦便愈。佗曰：'此病后三期当发，遇良医乃可济救。'依期果发动，时佗不在，如言而死。"⑧

临床上更多的感染是体外寄生，常见于人体的皮肤表面、头发、

---

① 李法军：《生物人类学》（第二版），中山大学出版社 2020 年版，第 502 页。

② 何双全：《甘肃敦煌汉代悬泉置遗址发掘简报》，《文物》2000 年第 5 期，第 4—20 页。

③ Hui-Yuan Yeh, Ruilin Mao, et al., "Early Evidence for Travel with Infections Diseases along the SilkRoad: Intestinal Parasites from 2000 Year-old Personal Hygiene Sticks in a Latrine at Xuanquanzhi Relay Station in China," *Journal of Archaeological Science: Reports*, Vol. 9, 2016, pp. 758-764.

④ 蓝万里等：《腹土寄生物考古研究方法的探索和实践》，《考古》2011 年第 11 期。

⑤ 张居中等：《贾湖遗址墓葬腹土古寄生物的研究》，《中原文物》2006 年第 6 期。

⑥ 《史记·扁鹊仓公列传》，中华书局 1963 年版，第 2807 页。

⑦ 《史记·扁鹊仓公列传》，中华书局 1963 年版，第 2809 页。

⑧ 《三国志·方技传》，中华书局 1964 年版，第 801 页。

眉毛、睫毛、阴部等处，主要寄生虫有恙螨（Chigger）、扁虱（Tick）、跳蚤（Flea）、头虱（Pediculus humanus capitis）等。此类寄生虫通常危害不大，但当其携带致命病菌时，会对人体造成巨大伤害，如由立克次体属细菌（Rickettsiatsutsugamushi）引起的斑疹伤寒（scrubtyphus）等，曾导致拿破仑（Napoléon）军队在俄罗斯的大量非战斗减员[①]。此外，在北美印第安人干尸、意大利赫库兰尼姆（Herculaneum）女尸、秘鲁木乃伊以及以色列出土木梳上，都发现了感染头虱的证据。[②]

新疆青铜时代的头虱感染案例，见于 1979 年铁板河 M1 出土的"楼兰美女"干尸，"虱体及卵附着于头发近根部、眼睫毛、眉毛、阴部及鞋靴外皮翻毛中"。虱体呈棕褐色，体型小，均已皱缩，虱群密集，经鉴定为"头虱"，"眉睫、阴部的头虱可能来自头部"，"非现代人所能忍受"[③]。（图8.4）有学者认为，导致头虱的原因是"无条件沐浴，少有可能更衣"。事实上，铁板河一带过去河道纵横，墓室见大量芦苇随葬，可能并非无条件沐浴，而是与当地人群的习俗信仰有关。另外，尉犁、和田、若羌等地的骆驼刺、红柳丛或沙地中，常藏有大量跳蚤、蜱虫等寄生虫，当地俗称"草鳖子"，会追咬人畜，笔者曾有亲身体会。

综上所述，特异性感染的病原体主要由动物传染给人类。人类在驯化动物的同时，许多传染病也从家畜（禽）传染到人身上，并发生了一定程度的变异，例如麻疹、牛痘与天花可能源于骆驼；鼻疽

① 〔英〕保罗·G. 巴恩：《骨文——讲述人类遗骸背后的考古故事》，张全超、夏文静译，科学出版社 2017 年版，第 88—94 页。
② 〔英〕夏洛特·罗伯茨、基思·曼彻斯特：《疾病考古学》，张桦译，山东画报出版社 2010 年版，第 238 页。
③ 王炳华主编：《新疆古尸——古代新疆居民及其文化》，新疆人民出版社 2002 年版，第 35 页。

（glanders）来自家马；流感为人、猪、禽共患疾病。人类很早就利用人畜共患疾病进行"生物战"。《汉书·西域传》载，匈奴人在汉军必经之处的水源中埋入牛羊，利用人畜共患疾病污染水源，"闻汉军当来，匈奴使巫埋羊牛所出诸道及水上以诅军"[1]。反之，传染病也能由人传染给动物，如人的新冠病毒出现了反向感染猫、狗等动物的情况。

美国学者威廉·麦克尼尔（William H. McNeill）根据医学数据，将人畜（禽）共患病进行了统计。[2]统计表中，普遍存在一种疾病感染多种动物的情况，说明人与动物间存在错综复杂的传染性。当人与动物间的亲密程度提高，共同患病的概率即会增加。遗传学研究显示，天花病毒源于骆驼痘，其传播为 7 世纪的"阿拉伯大征服"扫平了道路，而西班牙人征服美洲也同样得益于疾病的传播[3]。

人畜（禽）共患病统计表

动物种类	共患疾病数量（种）
家禽	26
老鼠	32
马	35
猪	42
羊	46
牛	50
狗	65

---

① 《汉书·西域传》，中华书局 1973 年版，第 3914 页。
② 〔美〕威廉·麦克尼尔：《瘟疫与人》，余新忠、毕会成译，中信出版集团 2018 年版，第 43—44 页。
③ 〔美〕戴维·P. 克拉克：《病菌、基因与文明 —— 传染病如何影响人类》，邓峰、张博、李虎译，中信出版集团 2020 年版，第 20 页。

除了传统的古病理学研究外，近年的研究领域主要集中在生物学领域。米奇拉·宾德（Michaela Binder）应用分子考古对欧亚大陆的瘟疫进行了研究，揭示了一些悬而未决的历史争议：（1）通过科学检测证明，天花于公元 2 世纪由安息传至罗马，并导致罗马皇帝安东尼（Antoninus Pius）因天花病死亡；（2）我国中原地区的天花由欧亚草原的游牧人群引入，时间不晚于公元 3 世纪[①]。

德国马克斯普朗克人类历史研究所（Max-Planck-Gesellschaft）约翰内斯（Johannes）博士对古麻风杆菌基因组的分析表明，麻风病起源于地中海东岸，后经伊朗高原传入中国，推翻了学界关于"公元前 5 世纪麻风病起源于印度"的观点。古印度文献记载的疑似"麻风病"（kustha roga）或属于一种衣原体（chlamydia）感染疾病[②]。国内最早的麻风病案例见于山西朔州平鲁汉墓 M47 个体（女性，30—35 岁），上颚、鼻骨见明显溶蚀萎缩[③]。于赓哲认为，"初唐四杰"之一的卢照邻为麻风病患者，《朝野金载》称其"不幸有冉耕之疾"[④]。

近年来，学界通过基因组学方法对特异性感染进行了更深入的探索。2018 年，丹麦的研究团队对欧亚大陆青铜时代至早期铁器时代人群的乙肝病毒携带者进行筛查，确认了早期乙肝病毒的传播路线[⑤]。武喜艳等对新疆哈密泉儿沟遗址的人骨研究表明，当地人群曾感染过的

① Binder. M., "Plagues and Peoples: A Bioarchaeological Perspective on Trade Routes," *Archaeology and Conservation Along the Silk Road*, Conference 2016 Postprints, Vienna: Bohlau Verlag Wien Koln Weumar, 2018, pp. 13-30.

② V. J. Schuenemann, P. Singh, T. A. Mendum, et al, "Genome-Wide Comparison of Medieval and Modern Mycobacterium Leprae," *Science* (341), 2013, pp. 179-183.

③ 张振标：《中国古代人类麻风病和梅毒病的骨骼例证》，《人类学学报》1994 年第 4 期，第 294—299 页。

④ 于赓哲：《疾病如何改变我们的历史》，中华书局 2021 年版，第 275 页。

⑤ Barbara Mühlemann, Terry C. Jones, et al, "Ancient hepatitis B viruses from the Bronze Age to the Medieval period," *Nature* (557), 2018, pp. 418-423.

人猪共患类型的沙门氏菌（salmonella），属于欧亚大陆西部早期的菌株系统，可能由"人群的迁徙自西向东传播"①。目前新疆的传染病考古尚在起步阶段，对早期人畜共患疾病的探索将成为学界关注的新热点。

---

① 武喜艳：《新疆古代致病菌基因组学与进化历史研究》，博士学位论文，吉林大学，2020年，第91—92页。

第九章　颅骨人为变形

一、变形颅类型

　　颅骨变形是世界各地普遍存在的一种古老的文化现象，其历史可追溯至石器时代晚期沙尼达尔洞穴（Shanidar Cave）的尼安德特人群，距今约 4.5 万年。俄罗斯学界认为，早在公元前 3000—前 2200 年的洞室墓文化中就已流行颅骨变形习俗，其分布范围覆盖黑海北岸及高加索地区。[1] 公元前 5 世纪，古希腊医学家希波克拉底（Hippocrates）最早记录了颅骨的人工变形，并指出变形颅是一种社会地位的象征[2]。匈牙利人类学家指出，颅骨变形不只流行于欧亚草原东部，西欧日耳曼诸部也盛行颅骨变形风俗，尤以女性最为显著[3]。作为一种原始信仰，颅骨变形风俗在东欧、北美和东亚的部分地区一直延续到 20 世纪初。[4] 关于变形颅的文化内涵，学界已进行了大量研究，地域涵盖世界各地，年代从史前一直延续到现代。除了祭祀仪式与宗教目的之外，变形颅还被视为身份与认同的一种体现[5]。

---

① J. P. Mallory & Adams, *Encyclopedia of Indo-European Culture*, Routledge, 1997, pp. 92-94.

② P. C. Gerszten, E. Gerszten, "Intentional Cranial Deformation: A Disappearing form of Self-mutilation," *Neurosurgery* 37(3), 1995, p. 82.

③ 〔德〕赫尔曼·帕辛格：《考古寻踪：穿越人类历史之旅》，宋宝泉译，上海三联书店 2019 年版，第 205—207 页。

④ 韩康信：《丝绸之路古代种族研究》，新疆人民出版社 2009 年版，第 350 页。

⑤ 张弛：《公元前一千纪新疆伊犁河谷墓葬的考古学研究》，科学出版社 2021 年版，第 181—182 页。

南美洲的变形颅以秘鲁前哥伦布时期的帕拉卡斯（Paracas）文化最为典型，艾力森（Allison）与格尔斯腾（Gerszten）将其发现的古代变形颅（elongated skull）分为 11 种类型。国内学界依据我国考古的实际情况，将其分为枕型、额枕型、环型和混杂型四类[①]：（图 9.1）

（1）枕型是指颅骨受力部位仅限于枕部，使枕部形变扁平，即所谓的"扁头"型。此类变形存在刻意和无意两种可能。如婴儿期长期仰卧或使用硬质枕具，均会导致扁头出现。另外，将硬物固定于婴儿枕部，也会导致枕骨变形。在我国山东、苏北一带的大汶口文化遗址中，普遍存在枕型变形颅。

（2）额枕型是指从额部和枕部两个方向同时施加压力，使颅骨受力部分扁平，形成头顶和两侧隆起，额头和枕部低平的倾斜性颅形。旧石器时代北京周口店山顶洞出土的一具女性颅骨上，存在明显的额部变形。

（3）环型是指用质地坚韧的布带或皮绳带，将颅骨自额部经颞部与后枕缠绕紧缚，使颅骨变形为圆柱体或近似圆锥形，此类变形多见于我国西北地区。

（4）混杂型是指除以上三类外，其他各类型的总称。如通过绷带从矢状方向固定，使头顶呈两瓣或三瓣的脊状隆起，即俗称的"二叶头"或"三叶头"等。

医学研究表明，颅骨的人工变形只在婴儿期有效。婴儿颅骨的可塑性较强，木板、毛毡和石块等均可固定于婴儿头部下方。其中最常见的是木板，一般将它们固定在额骨和枕骨上，也有将石块置于幼儿头部之下的情况。根据人类学调查，一般变形装置使用三年后便可移

---

① 中国社会科学院考古研究所编：《考古工作手册》，文物出版社 1982 年版，第 320 页。

除，此后颅骨会按照变形方式继续生长。[①]病理学研究表明，部分额枕型、枕型变形颅有枕上压痕（Suprainion Depression），确切原因尚不清楚，一般认为是颅骨变形的生物力学反应[②]。

除人工变形外，还有一种常染色体显性遗传病——马凡氏综合征（Marfan syndrome）也会导致颅骨异常发育，出现长而窄的颅形。有学者认为埃及第十八王朝法老阿蒙霍特普四世（Amenhotep IV）的颅骨异常与马凡氏综合征有关。此外，脑积水、颅缝早闭症、远端肾小管性酸中毒等症状也会导致颅骨变形，但能与人工变形进行区分。

二、新疆发现的变形颅

新疆境内发现的变形颅主要集中于伊犁河谷、塔里木盆地北缘及昆仑山北麓一带，整体呈现出西多东少的地理特点。最早发现的变形颅出土于 20 世纪 60 年代的昭苏县夏塔墓地 76ZXM45，墓主女性，颅骨枕部明显扁平，变形明显，发掘者认为属于乌孙或塞种墓葬。

1978 年，库车县苏巴什西大寺塔墓 78KFM1 发现一具女性骸骨，年龄约 25 岁，额部、枕部扁平，额骨和枕骨都向上方倾斜，颅顶窄，呈尖弧形，年代为汉晋时期。[③]玄奘所著《大唐西域记》提到："（龟兹）其俗生子以木押头，欲其匾匾也"，上述记载与苏巴什西大寺塔墓 78KFM1 的考古发现相吻合。[④]（图 9.2）

---

① A. C. Aufderheide, and C. Rodríguez-Martín, *The Cambridge Encyclopaedia of Human Paleopathology*, Cambridge: Cambridge University Press, 1998, pp. 35-36.
② 〔美〕罗伯特·曼恩、大卫·亨特：《骨骼疾病图谱——人类骨骼病理与正常变异指南》（第三版），张全超、秦彦国译、孙洋校，科学出版社 2020 年版，第 32—33 页。
③ 王博、傅明方：《库车县苏巴什古墓改形女颅的研究》，载龟兹研究院：《龟兹学研究》（第三辑），新疆大学出版社 2008 年版，第 237—247 页。
④ （唐）玄奘等著，季羡林校注：《大唐西域记校注》，中华书局 1985 年版，第 54 页。

1984年，新疆维吾尔自治区博物馆在新源县渔塘遗址发现4座古墓，其中3座墓内见环型颅，墓主皆为女性，发掘者认为属于乌孙墓。[1]此外，在伊犁河谷的奇仁托海墓地、加勒克斯卡茵特墓地、阿克布早沟墓地、恰甫其海水库墓地也出土过数量不等的变形颅。（图9.3、图9.4）

和静县察吾乎墓地共出土3例变形颅，其中BHJCIIIM5A为老年男性，颅骨异常短高。同类墓葬中见东汉前期刻画纹灰陶罐，发掘者认为属于匈奴墓葬。[2]近年来，在和静县莫呼查汗墓地也发现了颅骨变形现象，如IIM63，女性，30—50岁，头部有绷带捆扎痕迹，带宽4—5厘米，印痕薄厚不均，属环型变形，年代在西汉王莽时期至东汉中期。[3]（图9.5）伊犁河谷与尤勒都斯盆地相邻，两地变形颅的方式与年代相近，彼此间有一定的文化渊源。

尉犁县营盘墓地发现变形颅12例，其中男性4例（M7下A、M12临7B、M23、M24），女性8例（M2、M7上、M7下B、M8、M9、M15、M42、M44），均为环型颅，四面挤压变形，年代为汉晋时期。推测是用绷带在额、枕缠绕形成的，极端形态近似圆锥。此类变形可导致颅骨前后径缩短，左右径增大，颅高径增高，但不影响面部特征。[4]

且末县扎滚鲁克墓地M129B与M76A，属于混杂型变形颅[5]，年代为西汉时期。王博指出，M129B和M76A墓主地位尊贵，随葬品中见漆器和江南紫竹排箫，说明墓主身份较为特殊。[6]

① 吕恩国：《论颅骨穿孔和变形》，《新疆文物》1993年第1期，第114页。
② 中国社会科学院考古研究所新疆队等：《新疆和静县察吾乎沟口三号墓地发掘简报》，《考古》1999年第10期，第882—889页。
③ 新疆文物考古研究所：《新疆莫呼查汗墓地》，科学出版社2016年版，第321页。
④ 陈靓：《新疆尉犁县营盘墓地古人骨的研究》，载吉林大学边疆考古学研究中心：《边疆考古研究》（第1辑），科学出版社2002年版，第323—341页。
⑤ 王博、付昶称M129B、M76A的变形为"组合型"，详见王博、付昶：《新疆干尸和改形颅》，新疆人民出版社2019年版，第23页。
⑥ 王博：《扎滚鲁克人改形颅骨及相关问题的分析》，《吐鲁番学研究》2003年第1期，第95页。

综上所述，目前新疆已发现的变形颅个体中，女性 28 例，男性 26 例，性别不明者 3 例，比例接近 1∶1，表明变形颅并无明显的性别差异。从地域分布角度观察，其变形颅个体主要集中于西天山伊犁河谷地带，约占总量的 68%；其次是中天山的尤勒都斯盆地及周缘区域，约占总数的 18%；昆仑山北麓沿线数量最少。地理分布上存在从西向东递减的趋势，特别是在东天山沿线未见变形颅样本。从变形颅个体的年龄分析，全部为 18 岁以上成年人，未发现未成年个体，这一现象令人费解。从年代学角度分析，新疆发现的变形颅大致在公元前 3 世纪至公元 5 世纪间，其中汉晋时期数量最多，以环型颅为主，其文化因素是多元的。

新疆变形颅数据统计表 [①]

墓地	墓号	性别	年龄	变形类型
昭苏夏塔	76ZXM45	女	成年	枕型
新源渔塘遗址 [②]	M1	女	成年	组合型
	M2	女	青年	额型
	M4	女	青年	额型
加勒克斯卡茵特	M142	不详	不详	不详
	IIM147（临 3）	女	约 40 岁	环型
	IIM141	男	35 岁左右	环型
	IIM64	女	45—50 岁	环型
	IIM61	男	约 40 岁	环型
	东 M64	男	约 40 岁	环型

---

① 　张林虎：《新疆伊犁吉林台库区墓葬人骨研究》，科学出版社 2016 年版，第 122 页。
② 　王博认为渔塘遗址出土的变形颅与现有分类变型皆有区别，奇仁托海墓地 M181 也存在类似情况。详见邵兴、周王博：《新源县渔塘古墓三具改形女颅的研究》，《新疆医学院学报》1991 年第 2 期、第 81—89 页。

墓地	墓号	性别	年龄	变形类型
奇仁托海	M187	男	约40岁	环型
	M181	不确定	成年	额型
	M178	男	40—45岁	环型
	M173	男	30—35岁	环型
	M172	男	50岁以上	环型
	M171	男	约40岁	环型
	M169	男	成年	组合型
	M168	女	成年	组合型
	M167	女	20—25岁	环型
	M165	男	成年	组合型
	M161	不确定	40—45岁	环型
	M148	女	约35岁	环型
	M89	女	35—40岁	环型
	M12（4例）	男	成年	组合型
	M48:2	男	40—45岁	环型
别特巴斯陶	M1	男	约40岁	环型
	M2	女	30—35岁	环型
	M5	男	成年	环型
阿克布早沟	M47	男	25—30岁	环型
	M56	女	40—45岁	环型
	M57	男	50岁以上	环型
彩桥门	M6	女	18—20岁	环型
山口水库	M3	女	成年	环型
	M65	女	不详	环型
苏巴什	78KFM1	女	25岁	额枕型
恰甫其海	03TKQYM11	女	成年	环型
	03TKQA15M45	男	成年	额型

墓地	墓号	性别	年龄	变形类型
营盘	M7 下 A	男	成年	环型
	M12 临 7B	男	成年	环型
	M23	男	成年	环型
	M24	男	成年	环型
	M2	女	成年	环型
	M7 上	女	成年	环型
	M7 下 B	女	成年	环型
	M8	女	成年	环型
	M9	女	成年	环型
	M15	女	成年	环型
	M42	女	成年	环型
	M44	女	成年	环型
莫呼查汗	IIM63	女	30—50 岁	环型
察吾乎	M7:A	男	中年	环型
	M7:B	女	壮年	环型
	M5:A	男	老年	环型
扎滚鲁克	M129B	男	成年	环型
	M76A	女	60 岁以上	组合型

三、变形颅成因

关于变形颅的文化成因，学术界历来颇有争议。20 世纪 30 年代，苏联学者伯恩施坦（A. H. Бернштам）在哈萨克斯坦塔拉斯（Taras）肯科尔墓地发现一种独特的悬挂式婴儿摇床，不但能将婴儿固定，还安装有导尿骨管，年代可上溯至匈奴时期。类似导尿骨器亦见于加勒克斯卡茵特墓地 M146:1，由动物肢骨加工而成，长 19.2 厘米，内部中空，粗宽面有钻孔，可起到导流作用。（图9.6）苏联学界认为，此类悬挂式摇床是导致婴儿枕部畸形的主要原因。个体成年后，会出现高而近似锥形的环型颅。

20世纪60年代，苏联学者格列布·马克西门科夫（Gleb Maksi-menkov）对奥库涅夫文化变形颅研究后认为，奥库涅夫人群的变形颅是枕—前顶部平直且略微倾斜，由此推测奥库涅夫人可能特意将婴儿放入狭小而硬的摇床，并用硬质沙袋替代枕头[1]。根据岩画及木雕形象推测，奥库涅夫女性的颅骨变形更加明显，可能与女性流行的辫发习俗有关。

吕恩国认为，新疆发现的变形颅与带排尿装置的悬挂式摇篮有关。此类摇篮在若羌县塔里木河下游的村落里仍有保留，并影响到当地居民的颅形。[2]此类摇篮呈椭圆形，底部有一孔穴，方便小孩便溺。婴儿仰卧吊篮中，头部和腿部由布带捆绑固定。固定头部主要用来增加额宽，不使枕部突出。固定腿部能使婴儿双腿长直，避免"罗圈腿"出现。

笔者在新疆工作期间，曾观察过伊犁哈萨克族的传统摇床，认为同样具备改变颅形的效果。哈萨克族传统婴儿摇床，通长1米，宽0.5米，高约60厘米，由质地坚硬的桦木或红松木榫卯而成，不用铁钉。摇床首尾有弧形木条支撑，能使床体水平摇摆。摇床上方横木连接首尾，可放置纱帐遮挡蚊虫。摇床中间有直径约10厘米的孔洞，便于婴儿便溺。摇床两侧首尾设置布带或毛织带，可对婴儿头部和腿

---

① 〔英〕保罗·G.巴恩：《骨文——讲述人类遗骸背后的考古故事》，张全超、夏文静译，科学出版社2017年版，第191页。

② 吕恩国：《论颅骨穿孔和变形》，《新疆文物》1993年第1期，第114页。

部进行捆绑①。

根据民族学材料，一个哈萨克游牧家庭的男性劳动力主要负责牲畜放牧，通常在远离毡房的牧场活动。妇女除生火做饭外，还要完成制作奶疙瘩、清理羊毛等家务，因此婴儿常被安置于摇床中，便于家人照顾。转场时，牧民通常将摇床固定于马背或驼峰上。②因此，安全合理的捆绑婴儿是游牧人群长期积累的生活经验，此类捆绑对孩子颅形、身材的塑造均起到重要影响。因此，变形颅现象除了特定文化因素外，还与日常的生活习惯息息相关。

变形颅人群的族属问题，目前尚无定论。欧洲学界对匈人（Hun）变形颅进行过研究，整体偏向于蒙古利亚人种。③苏联学界对天山—阿赖山及哈萨克斯坦拜加兹、阿托拉斯河流域、塔拉斯等地的变形颅进行过研究，认为他们属于匈奴人。④郭物将新疆伊犁阿克布早沟墓地归结为匈奴文化因素。但从上述墓葬形制判断，实际情况比较复杂，仅靠变形颅无法进行族属判别。张林虎认为，新疆发现的变形颅与大汶口文化变形颅形态差异明显，时间、地域与文化上均存在较大差异，而与中亚地区早期铁器时代的变形颅更为接近⑤。已知中亚地区最早的变形颅来自土库曼斯坦南部的洞室墓文化，但这一习俗并未在青铜时代广泛流行。至早期铁器时代，变形颅习俗又开始在中亚的塔

① 张弛：《公元前一千纪新疆伊犁河谷墓葬的考古学研究》，科学出版社 2021 年版，第 185 页。
② 唐莉霞：《哈萨克族摇床及其人类学解读》，《贵州民族研究》2014 年第 12 期，第 132 页。
③ 〔美〕克劳斯·埃尔迪：《从北方蛮人（公元前 8 世纪）和匈奴墓葬看古代匈牙利人的葬俗》，贾衣肯译，载《西北民族研究》2002 年第 3 期，第 29—47 页。
④ 韩康信：《新疆古代居民的种族人类学研究和维吾尔族的体质特征》，《西域研究》1991 年第 2 期，第 11 页。
⑤ 张林虎：《新疆伊犁吉林台库区墓葬人骨研究》，博士学位论文，吉林大学，2010 年，第 110 页。

基斯肯（Tagisken）文化中流行，其变形颅比例高达 34.6%。

新疆的变形颅规律性不强，且年代跨度较大，不能作为族属判定的标准。安德森在《想象的共同体》中指出："民族是一个想象出来的政治意义上的共同体，即它不是许多客观社会现实的集合，而是一种被想象的创造物。"变形颅是一种文化现象，而非区分血缘关系的标准。考古发现可知，在大型墓葬中的颅骨变形更像一种政治行为，意在强调身份或社会地位的表达，如苏巴什西大寺塔墓 78KFM1、扎滚鲁克墓地 M129B 和 M76A，均属此类。小型墓葬的变形颅或是内陆亚洲草原文化习俗的一种痕迹遗留，如《北史·后妃传》载，鲜卑贵族出身的娄氏，见高欢"长头高颧、齿白如玉"，不禁直言"此真吾夫也"[①]。高欢本人原属北魏"六镇"底层，出身兵户之家，是鲜卑化的汉人，可能保留有内陆亚洲变形颅的风俗，对于强调文化认同的娄氏来讲，或许这才是她感叹"此真吾夫也"的原因。

---

① 《北史·后妃传下》，中华书局 1974 年版，第 516 页。

第十章 头骨穿孔现象

一、数据统计

头骨穿孔是新疆青铜时代至早期铁器时代较为常见的一种考古现象，在哈密艾斯克霞尔墓地、吐鲁番洋海墓地、乌鲁木齐阿拉沟墓地、石河子良种场墓地、温宿包孜东墓地、且末扎滚鲁克墓地等均有发现。据统计，新疆是我国境内头骨穿孔材料最集中的地区，占相关统计数据的74%，[①] 需要注意的是，一些颅骨的先天性发育障碍，如顶孔扩大、颅缝发育不全、顶骨薄化等，也会导致类似头骨穿孔的现象[②]。

新疆穿孔头骨信息统计表

墓葬信息	个体	性别	年龄	孔数	具体情况
昭苏夏塔 76ZXM45	1	男	中年	1	位于顶骨上，圆形，孔径1.1厘米。
特克斯一牧场[③]（库克苏山口）	不详	不详	不详	不详	个别死者头部有钻孔。
穷科克一号 M14	1	男	30—35 岁	1	为人工头骨穿孔。
穷科克一号 M15B	1	男	25—30 岁	不详	为人工头骨穿孔。

① 叶瑶：《新疆考古发现的头骨穿孔现象》，硕士学位论文，中央民族大学，2015年，第2页。

② 李法军：《生物人类学》（第二版），中山大学出版社2020年版，第472页。

③ 张玉忠：《伊犁河谷土墩墓的发现与研究》，《新疆文物》1989年第3期，第17页。

墓葬信息	个体	性别	年龄	孔数	具体情况
奇仁托海	不详	男性为主	壮年至老年	多为1孔	左顶骨处有穿孔，为不规则方形，孔外有裂隙，孔下有下陷。
别特巴斯陶	不详	男性为主	壮年至老年	多为1孔	有长方形穿孔，由人工小钻孔连接而成，小孔边缘有锐器砍削痕迹。
山口水库 M38	1	男	成年	1	颅顶存有椭圆形、不规则椭圆形穿孔，头骨下枕有石枕。
山口水库 M65	1	女	约 65 岁	1	颅骨变形为"环型"颅，穿孔位于枕骨处，圆形不规则，直径约 1 厘米。
东麦里 M45	1	男	成年	1	穿孔位于顶骨处。
加勒克斯卡茵特 M60	1	男	约 35 岁	1	穿孔位于顶骨处，不规则圆形，边缘粗糙。
洋海 IM70:A	1	男	20—25 岁	7	4 圆形、1 方形和 2 带状穿孔，无愈合痕迹。
洋海 IM76	1	男	35—45 岁	2	1 方形和 1 半圆形穿孔，无愈合痕迹。
洋海 IM78	1	男	45—55 岁	2	1 条状和 1 半圆形穿孔，无愈合痕迹。
洋海 IM95	1	男	20—30 岁	1	顶骨处有 1 半圆形穿孔，无愈合痕迹。
洋海 IM100	1	男	45—55 岁	2	左、右顶结节各有 1 近似圆形的穿孔，无愈合痕迹。
洋海 IIM90	1	男	30—40 岁	1	左眼眶上部有方形穿孔，无愈合痕迹。
洋海 IM106:B	1	男	20—25 岁	5	3 方形与 2 圆形穿孔，无愈合痕迹。
洋海 IM189	1	男	40—50 岁	4	2 处圆形穿孔，2 处砍伤穿透颅腔，无愈合痕迹。
洋海 IIM91	1	男	30—40 岁	3	2 处圆形与 1 处弧形穿孔，无愈合痕迹。
洋海 IIIM10:A	1	男	20—25 岁	3	2 处圆形与 1 处不规则穿孔，无愈合痕迹。
洋海 IIIM32:A	1	男	30—40 岁	2	1 菱形与 1 不规则穿孔，无愈合痕迹。

续表

墓葬信息	个体	性别	年龄	孔数	具体情况
洋海 IIM121	1	男	20—25 岁	2	1 正方形与 1 圆弧形穿孔, 无愈合痕迹。
洋海 IIM142	1	男	30—40 岁	2	1 圆形与 1 半圆形穿孔, 无愈合痕迹。
洋海 IIM93	1	男	25 岁	3	2 圆形与 1 方形穿孔, 无愈合痕迹。
洋海二号 M2042	1	男	不详	1	颅骨有 1 人工穿孔。
洋海 80M27	1	男	成年	4	颅骨有 4 处创伤性孔洞。
洋海 80M42	1	男	成年	数处	颅骨上有数处穿孔。
洋海 80M46	1	男	成年	1	颅骨上有 1 未完全穿透的圆孔。
鄯善七格曼	1	不详	不详	不详	20 世纪 30 年代"中瑞西北科学团"黄文弼所获, 首例头骨穿孔。
阿拉沟东口 M30	1	女	青年	1	圆形穿孔, 入葬前经处理, 无愈合痕迹。
阿拉沟东口 M4:A	1	男	成年	2	头骨塌陷处附近有 1 圆形穿孔, 有愈合痕迹; 鼻骨处断裂, 无愈合痕迹。
阿拉沟东口 M4:B	1	男	成年	不详	圆形穿孔, 无愈合痕迹。
阿拉沟东风机械厂	至少 3 例	不详	中年	不详	其中 1 例在额骨、顶骨各有 1 圆形钻孔, 其余情况不明。
大西沟 1 号墓地 M13	1	男	中年	1	右顶骨有 1 圆形钻孔。
拜勒其尔墓地 M202A, M206B、D、Q	多例	男	成年	不详	M202A 为方形穿孔, 其余情况不明。
克里雅	3	男	成年	数孔	1 个头骨上有数个方形或圆形穿孔, 见利器砍痕。
扎滚鲁克	1	男	老年	2	颅骨前部有 2 个圆形孔洞, 已有愈合痕迹。
柴窝堡 M1	1	男	18—25 岁	17	1 个在左侧额骨、顶骨的交界处, 周围有 15 个小钻孔; 另 1 穿孔在左侧顶骨处, 呈圆形。
艾斯克霞尔 M2	1	男	成年	4	4 个"井"字形穿孔, 枕骨见 3 道砍痕, 残存黑色血迹。
焉布拉克 T21M5	1	男	中年	5	1 处有愈合痕迹, 4 处属于创伤性穿孔。

续表

墓葬信息	个体	性别	年龄	孔数	具体情况
焉布拉克 T22M1	1	男	壮年	1	左侧顶骨处有1圆形穿孔，边缘整齐，有愈合痕迹。
焉布拉克 T2M2	1	女	40—50岁	3	右眶及左、右颞鳞各有1处穿孔，无愈合痕迹。
焉布拉克 T10M5	1	男	少年	1	左侧顶结节有穿孔性骨折。
焉布拉克 T12	1	女	成年	1	右前额有1处穿孔，无愈合痕迹。
焉布拉克 T1M2	1	男	壮年	1	颅骨片见穿孔，无愈合痕迹。
焉布拉克 T12	1	女	成年	1	颅骨片见穿孔，无愈合痕迹。
南山墓地	1	女	55岁	数孔	颅骨上有若干不规则小孔。
良种场一连墓地	1	男	30—40岁	1	颅骨左侧有一椭圆形小孔。
五堡墓地 M74	1	男	中年	2	颅骨共有2孔，均为圆形。
苏贝希墓地 M2	1	男	成年	数孔	颅骨上有锐器击打的孔洞。
包孜东墓地	不详	不详	不详	不详	有颅骨穿孔现象。
开都河南岸墓群	多例	不详	不详	数孔	有方形、圆形、椭圆形等多种穿孔。
巴仑台大西沟1号墓地	1	不详	不详	1	颅骨上有1规则圆形钻孔。
哈布其罕 M13:A	1	男	中年		顶骨处有1圆形钻孔。
察吾乎一号 M299:E	1	女	成年	1	颅骨有1穿孔，形态不详。
察吾乎四号 M19:B	1	男	20—25岁	2	形态不详。
察吾乎四号 M58:B	1	男	25岁	3	1方形孔，2不规则带状孔，无愈合痕迹。
察吾乎四号 M73:B	1	男	30—40岁	7	穿孔形状为菱形、圆形等，呈多样化。
察吾乎四号 M110:B	1	男	成年	2	穿孔形状为方形和条带状。
察吾乎四号 M111:B	1	女	13—15岁	5	穿孔形状为菱形、圆形等，呈多样化。
察吾乎四号 M113:B	1	男	约20岁	4	穿孔形状各异，无愈合痕迹。
察吾乎四号 M113:C	1	男	40—45岁	3	穿孔形状各异，无愈合痕迹。
察吾乎四号 M125:A	1	不详	不详	1	尸体被放置于石板上。

续表

墓葬信息	个体	性别	年龄	孔数	具体情况
察吾乎四号 M129:G	1	不详	8—10 岁	4	尸体处于头颈分离状态。
察吾乎四号 M130:A	1	男	25—35 岁	5	穿孔形状各异，无愈合痕迹。
察吾乎四号 M130:B	1	女	25—30 岁	3	穿孔形状各异，无愈合痕迹。
察吾乎四号 M130:C	1	女	成年	4	1 处圆形钻孔，其他为外伤痕迹。
察吾乎四号 M140:A	1	男	20—25 岁	3	均为塌陷性骨折，无愈合痕迹。
察吾乎四号 M154:D	1	男	30—35 岁	2	除 2 处穿孔外，还有 2 处砍伤痕迹。
察吾乎四号 M154:E	1	男	40—45 岁	3	均为外伤穿孔，孔外有一圈刻槽。
察吾乎四号 M150:D	1	男	成年	2	1 个不规则穿孔，1 处外伤穿孔。
察吾乎四号 M201:B	1	男	30—34 岁	7	穿孔形状各异，无愈合痕迹。
察吾乎四号 M201:C	1	男	35—40 岁	7	3 圆形孔，2 方形孔，2 处外伤痕迹。
察吾乎四号 M207:B	1	男	约 40 岁	3	形态不详。

从地理分布上看，头骨穿孔现象主要集中于哈密—吐鲁番盆地、中天山乌鲁木齐—尤勒都斯盆地、伊犁河谷，以及东昆仑山且末—克里雅河一带，其中以洋海墓地和察吾乎墓地数量最多。穿孔头骨以男性为主，女性数量较少；绝大多数处于成年至中年组，偶见老年和未成年组。

二、原因分析

头骨穿孔的因素是多方面的，学界依据穿孔时间将其分为死后穿孔和生前穿孔。

（一）死后穿孔的可能性包括：（1）宗教活动或巫术行为，从死者头骨取下一定形状的骨片作为辟邪物或压胜物，欧亚草原史前时代流行此类风俗①。《酉阳杂俎》载："侯君集与承乾谋通逆，意不自安。忽梦二甲士录至一处，见一人高冠鼓髯，叱左右：'取君集威骨来！'俄有数人，操屠刀，开其脑上及右臂间，各取骨一片，状如鱼尾。因唶呓而觉，脑臂间犹痛。自是心悸力耗，不能引一钩弓。欲自首，不决而败。"② 由上述记载可知，取头骨片有"去威"的巫术性质。（2）尸体的一种防腐措施，开孔取出脑髓，防止肉身腐烂，主要流行于埃及和南西伯利亚地区。如埃及第二十五王朝（前 750—前 656）阿蒙（Amen）神祭司阿斯璐（Asru）头骨有一处钻孔，用于取出脑组织，制作木乃伊③。此外，奥库涅夫（Okunev）文化、巴泽雷克（Pazyryk）文化、塔希提克（Tashtyk）文化也有类似的防腐手段。（3）练习开颅手术的一种医疗实践，用死者头骨进行练习，以便熟练进行开颅手术。从后文的开颅案例可知，新疆青铜时代至早期铁器时代先民能进行开颅手术，患者术后长期存活。

（二）生前穿孔的可能性包括：（1）战争创伤引发的穿孔，如战斧、鹤嘴锄、长矛等武器造成的创伤。（2）癌症等疾病引发的头骨病变，如洋海墓地 IIM 140:B 骨髓瘤导致的颅骨穿孔案例。（3）一种彰显个性的行为，如民族志材料中新西兰毛利人的头骨穿孔习俗。（4）开颅手术，主要用于处理颅骨骨折，以减轻颅内压，如山东广饶大汶口文化发现的 5000 年前的开颅手术，患者术后存活两年以上。民族志材料表明，马来群岛、巴布亚新几内亚等地人群还通过开颅术治疗头痛、癫痫和精神疾病④。

---

① 张弛：《明月出天山 —— 新疆天山走廊的考古与历史》，商务印书馆2018 年版，第179 页。
② （唐）段成式著，张仲裁译注：《酉阳杂俎》，中华书局2020 年版，第355 页。
③ 〔英〕保罗·G. 巴恩：《骨文 —— 讲述人类遗骸背后的考古故事》，张全超、夏文静译，科学出版社2017 年版，第236 页。
④ 〔美〕洛伊斯·N. 玛格纳：《医学史》，刘学礼主译，上海人民出版社2009 年版，第251—252 页。

相关研究表明，早期开颅术主要有四种方式：（1）敲击开孔法，即在颅骨某处用工具研磨一块骨片，当深度达到硬脑膜时，用外力将其取下。（2）矩形开孔法，用利器在颅骨上切割出四条骨槽，构成长方形，再取下骨片。（3）圆形开孔法，在颅骨上挖出环形沟槽，直至取出骨片，是病人存活率最高的一种方法，现代医学仍在采用。（4）钻孔切割法，在颅骨表面钻出一系列小孔，再将整个骨片切下。这一方法难度极高，案例较为罕见。[1]

以医疗为目的的人工穿孔，通常会有明显的愈合痕迹。通过病理学研究可知，正在愈合的钻孔周缘会出现感染或愈合痕迹，肉眼或显微镜观察可见圆弧状边缘、疤痕、微小的症状隆起或粗糙的多孔状区域[2]。此外，穿孔附近骨板会出现脓性骨炎（septic osteitis）或局部缺血反应（ischemic reaction），形成骨质疏松孔（osteoporotic pitting）。有学者认为，使用药物也会出现类似的化学性骨炎（chemical osteitis）或腐败性骨炎（septic osteitis）[3]。

笔者认为，新疆青铜时代至早期铁器时代的头骨穿孔可归纳为以下原因：

（1）暴力创伤导致的头骨穿孔。新疆出土的人骨中，颅骨创伤较其他部位发生率更高[4]。在伊犁河谷的颅骨创伤中，钝器、锐器和穿刺伤均十分常见，其中锐器会在头骨上留下划砍痕迹，钝器击打头部会造成放射状骨折痕迹，而穿刺则会造成明显的孔洞。如别特巴斯陶墓地 M5，死者额骨有一处明显的穿刺孔，属于致命伤；奇仁托海（墓

---

① 刘学堂：《新疆史前宗教研究》，民族出版社 2009 年版，第 215 页。
② 〔美〕罗伯特·曼恩、大卫·亨特：《骨骼疾病图谱——人类骨骼病理与正常变异指南》（第三版），张全超、秦彦国译，孙洋校，科学出版社 2020 年版，第 55—56 页。
③ 王博、付昶：《新疆干尸和改形颅》，新疆人民出版社 2019 年版，第 72 页。
④ 张林虎：《新疆伊犁吉林台库区墓葬人骨研究》，科学出版社 2016 年版，第 112 页。

号不详）一头骨左顶骨处，见一处方形穿孔，周围见圆形塌陷，属钝器致命伤；穷科克一号墓地 M21，墓主左、右顶骨见三处创伤，为钝器、锐器和穿刺组成的复合型致命伤。上述头骨穿孔与暴力活动有关，且均为面对面的近身搏斗伤，死者均为男性，反映出冲突的残酷性。另外，青海柳湾 M895、M1054 也发现了暴力造成头骨穿孔的现象。

（2）与巫术有关的头骨穿孔。公元前 3000 年—前 2200 年流行于黑海北岸和高加索的洞室墓文化中，穿孔头骨占到人口总数的 9%，苏联学者认为应与史前晚期的宗教信仰有关。[①]尼勒克县别特巴斯陶墓地（墓号不详）一具头骨上，有一长方形孔，其边缘有小而连续的圆孔，孔缘见锐器砍削痕迹，属于死后的钻孔切割[②]。同类钻孔见于哈萨克斯坦卡拉比耶墓地，钻孔取下的骨片可做护身符佩戴，有驱邪作用[③]。

（3）早期的医疗实践活动。在史前社会，医疗实践常与巫术结合在一起。历史上，天花、流感、疟疾、麻疹和霍乱等疾病，均从动物疾病演化而来。早期人类接触马、牛、羊、骆驼等牲畜，其携带的细菌、病毒或寄生虫等经变异后，会导致人类的感染。例如布鲁氏菌病，是一种由布鲁氏菌引发的人畜共患慢性传染病。在自然界中，牛、羊、猪等家畜皆可携带布鲁氏菌，通过皮肤伤口、黏膜等进入人体，严重感染者会出现反复的发烧、乏力、头痛等状况，甚至会出现间歇性昏迷，部分病人甚至出现终生的肌肉无力与关节疼痛症状[④]。

在现代医学诞生之前，人类不懂得疾病的致病机理，无法解释反复发热、头痛、昏迷等现象，认为是鬼魅作祟、邪灵附体，需要巫

① 郭物：《新疆史前晚期社会的考古学研究》，上海古籍出版社 2012 年版，第 288 页。
② 刘学堂：《新疆史前宗教研究》，民族出版社 2009 年版，第 215 页。
③ 吕恩国：《论颅骨穿孔和变形》，《新疆文物》1993 年第 1 期，第 110 页。
④ 宣照林：《布鲁氏菌病的鉴别诊断》，《中国地方病防治杂志》2009 年第 2 期，第 148 页。

医作法驱魔。当人出现昏迷状态时，往往会产生幻觉。这种幻觉与灵魂、鬼魅观念相结合，为开颅术现象提供了产生的土壤[1]。直到今天，新疆牧区仍有"巴克斯"（萨满巫师）参与民间医疗活动。根据民族志材料，19 世纪的马来人曾将头痛视为魔鬼作祟，需要用石刀凿开头骨，方能驱除病魔。

　　在这一背景下，部分头骨钻孔与早期开颅手术有关。新疆已知年代最早的开颅手术见于小河墓地 BM26 中年女性枕骨处，钻孔光滑整齐，有明显愈合痕迹，距今约 3500 年。此外，其他考古材料也列举了一些开颅案例[2]。需要强调的是，上述开颅手术并非建立在现代医学的基础之上，而是一种风险性极高的医疗活动，甚至带有一定的巫术性质，但在客观上促成了早期开颅手术的实施，具体内容可详见第十一章。

---

[1]　张弛：《公元前一千纪新疆伊犁河谷墓葬的考古学研究》，科学出版社 2021 年版，第 181 页。
[2]　张林虎：《新疆伊犁吉林台库区墓葬人骨研究》，科学出版社 2016 年版，第 117 页。

第十一章　医疗行为

人类关于疾病和创伤的治疗史可以上溯到灵长类动物的自我医疗行为[①]。在古代文献、考古发现及民族学调查中，医疗活动不仅是一种技术实践，更是一种社会活动，是人主观性的体现，与自然环境、地理、历史、文化等因素息息相关。古代医疗活动的研究，主要借助历史文献、图像，以及考古发现来完成。目前，国际学界对于古代医疗行为的研究主要集中在欧洲、北非、中东、南亚，以及美洲的材料上。对于中亚地区的研究，特别是新疆青铜时代至早期铁器时代医疗活动关注不多。

作为古代东西方文明交汇的十字路口，新疆的地理环境与历史文化较为特殊。由于气候干旱少雨，新疆境内完好保存了大量的古代干尸、骨骸及其他地区较难保存的有机物质，为研究早期先民的医疗实践提供了珍贵资料。本章以医疗考古为视角，对新疆考古所见的外科手术、麻醉药物、骨折处理及假肢安装进行论述，比较不同区域不同文明群体的医疗活动差异，进而探讨新疆早期人群的医学思想、宗教观念及文化信仰。

---

① M. A. Huffman, "Current Evidence for Self-medication in Primates: A Multidisciplinary Perspective," *Yearbook of Phys. Anthrop.* (40), 1997, pp. 171-200.

一、手术及伤口处理

外科手术是人类最早的医疗活动之一，内容包括开颅术、截肢、整容等内容。2001 年，埃及萨卡拉（Saqqara）一处法老御医的墓葬中，出土了一套 30 件外科手术工具，包括刀具、镊子等，年代为公元前 2300 年。[①] 相关记载见于埃及卢克索地区出土的《埃德温·史密斯外科纸草文书》（*Edwin Smith Surgical Papyrus*），成书于公元前 1600 年，记录了多种外科手术的治疗方法，现藏于美国纽约历史学会博物馆（New York Historical Society Museum）[②]。

殷墟甲骨文中，也涉及"疾脑""疾目""疾口""疾齿""疾胸""疾骨""疾足"等的记载，与现代医学的内外科、骨科、神经科、肿瘤科等内容有关。学界指出，河北藁城台遗址出土的砭镰是早期手术刀的雏形，表明商代已具备一定的外科手术知识[③]。据《周礼》载，医官分为"疾医"和"疡医"两类，其中"疡医"会使用外科工具去除脓血、腐肉及接骨。医学史家范行准认为，"疡医"的职能接近西方早期的外科医生[④]。

世界上最早的外科手术法规出自美索不达米亚发现的《汉谟拉比法典》，详细规定了外科医生的职责及法律义务，年代为公元前 1800—前 1760 年[⑤]。在公元前 7 世纪美索不达米亚出土的楔形文字泥

---

① 〔美〕谢尔登·沃茨：《世界历史上的疾病与医学》，张炜译，商务印书馆 2017 年版，第 22 页。
② 〔英〕史蒂夫·帕克：《DK 医学史：从巫术、针灸到基因编辑》，李虎译，中信出版集团 2019 年版，第 22—23 页。
③ 马继兴：《台西村商墓中出土的医疗器具砭镰》，《文物》1979 年第 6 期，第 54—56 页。
④ 李建民：《华佗隐藏的手术——外科的中国医学史》，东大图书股份有限公司 2011 年版，第 16—24 页。
⑤ 〔意〕阿尔图罗·卡斯蒂廖尼：《医学史》，程之范、甄橙主译，译林出版社 2013 年版，第 35—36 页。

板上，学界已解读出 1000 余块涉及医学及外科手术内容的文书。阿契美尼德（Achaemenid）王朝时期，有专门负责手术的外科医师。据琐罗亚斯德教（Zoroastrianism）经典《阿维斯塔》记载，医者"手段各不相同，有的用手术刀，有的用草药，有的用神圣的语言，后者才是医中翘楚，因为他们能治愈虔诚教徒的心病"[①]。

希腊-罗马医学擅长外科手术医疗。希腊-罗马医生能完成眼科、咽喉、直肠、疝气、结石等种类的手术。医学史家特奥尔多·迈耶尔-施泰内克（Theodor Meyer-Steineg）曾收集到大量希腊-罗马时期的手术工具，尤以钢制切割工具为主，其次为含锡量 15% 的青铜器械。古希腊语"sidéros"常指代手术工具，其特点是简单、耐用，包括各式探针、骨锯、骨钻、骨凿、直刀、弧刃刀、钳、镊、针、匙等。意大利庞贝（Pompeii）城"外科医生之家"（The House of the Surgeon）遗址出土的外科手术工具，与盖伦的描述十分相似，年代为公元 1 世纪前后。在匈牙利和罗马尼亚流行的拉特尼（La Tène）文化中（公元前 4 世纪—公元 1 世纪），常出土成套的外科手术工具，应是受到希腊-罗马医学传统的影响[②]。

公元前 5 世纪的印度医书《妙闻集》（*Sushruta Samhita*），记录了切除、穿刺、探查、缝合伤口等外科内容，并介绍了手术刀、灼烧器、锯、剪、钩、镊、探针等手术工具的用法。此外，还有大量民族志材料涉及早期外科手术的相关内容，例如美洲印第安人使用黑曜石、水晶、玛瑙等石制工具进行外科手术；波利尼西亚人则使用燧

---

① 〔伊朗〕贾利尔·杜斯特哈赫选编：《阿维斯塔—琐罗亚斯德教圣书》，元文琪译，商务印书馆 2005 年版，第 298 页。

② 〔罗马尼亚〕丹·阿弗拉西维：《在罗马帝国当医生》，李鸣飞译，载《欧亚译丛》第三辑，商务印书馆 2017 年版，第 16—42 页。

石、黑曜石等细石器工具进行文身[1]。

（一）开颅术

开颅术（trepanation）一词源自希腊语 trypanon，意为"钻孔"，在希波克拉底（Hippocrates）时代已有提及[2]。头骨钻孔研究最早始于 19 世纪 60 年代，源于美国外交官埃夫莱姆·乔治·斯奎尔（Ephraim George Squier）在秘鲁库斯科（Cuzco）获得的钻孔颅骨。1865 年，埃夫莱姆将其送给法国人类学家保罗·布罗卡（Paul Broca）。1867 年，保罗在巴黎举行的人类学会议上，将钻孔头骨公之于众，激发了学界对钻颅术的兴趣。1873 年，法国学者普吕尼埃（Pruniéres）在洛泽尔山谷（Lozè retal）发现了一件史前钻孔头骨，证明欧洲也存在开颅现象。大量的考古发现证明，开颅术有着广泛的时空分布，涵盖欧洲[3]、亚洲[4]、大洋洲[5]、北美[6]及南美洲[7]等区域，年代从新石器时代一直延续到近代。目前已知最早的开颅证据来自哥贝克力（Göbekli Tepe）遗址，患者为 20—25 岁的年轻女性，其后枕骨左侧有一圆形的钻孔，边缘有愈合迹象，年代为公元前 8000 年。

---

[1] 〔美〕梅尔文·恩伯、卡罗·R. 恩伯：《获取食物》，彭景元译，载《厦门博物馆建馆十周年成果文集》，福建教育出版社 1998 年版，第 244—256 页。

[2] R. Mariani-Costantini, et al., "New Light on Cranial Surgery in Ancient Rome," *Lancer* 355, 2000, p. 305.

[3] V. J. Derums, "Extensive Trepanation of the Skull in Ancient Latvia," *Bull Hist. Med.* 53, 1979, p. 459.

[4] A. C. Aufderheide, et al., *The Cambridge Encyclopedia of Human Paleopathology*, Cambridge: Cambridge University Press, 1998.

[5] S. Webb, "Two Possible Cases of Trephination from Australia," *Am. J. Phys. Anthrop.* 75, 1988, p. 541.

[6] G. D. Richards, "Brief Communication: Earliest Cranial Surgery in North America," *Am. J. Phys. Anthrop.* 98, 1995, p. 203.

[7] K. P. Oakley, et al., "Contributions on Trepanning or Trephination in Ancient and Modern Time," *Man* 59, 1959, p. 93.

史前开颅术有一套专门的实施工具。在巴基斯坦梅尔伽赫（Mehrgarh）遗址出土的燧石钻头，仅需 1 分钟即可在颅骨表面钻出孔洞。英国实验考古学家帕瑞（T. W. Parry）根据人类学材料，复原了一套开颅工具，包括带弦的木弓钻、硬木钻杆和燧石钻头。开颅时，实施者拉动弓钻，使钻杆快速旋转，熟练者可在几分钟内完成钻孔[①]。类似弓钻在新疆吐鲁番洋海墓地亦有发现，国内学界称其为"钻木取火器"。弓钻形成的钻孔通常为圆形，而燧石或黑曜石切口多为方形或不规则四边形。印加人使用一种"T"形石刀（tumi）进行开颅术，而太平洋地区的毛利人则用鲨鱼牙和海贝开颅。哈德森（Hudson）认为，人类早期开颅工具源于萨满信仰中的宗教祭祀器物，如医疗放血用的石刀等[②]。

古埃及时期，祭司专门负责法老临终前的开颅仪式。在埃及神话体系中，人脑内存在不死"精魂"，开颅能让"精魂"离开濒死的躯体，以获得永生。据《埃伯斯文书》（Ebers Papyrus）记载："开颅时，燧石刀要缓慢刮骨或切挖骨片，其间需用烙铁灼烧止血；治疗颅骨塌陷时，应该用镊子剔除骨片。"[③]《史密斯纸草文书》记录了开颅术的过程："……于其头骨穿孔……缝合伤口……第一天应在患处放一块鲜肉，不应将其绑住……随后每天用油脂、蜂蜜、纱布处理，直至完全康复。"[④]在埃及考姆翁布（Kom Ombo）鳄鱼神索贝克（Sobek）

---

① 〔美〕戴尔·布朗：《安纳托利亚——文化繁盛之地》，王淑芳等译，华夏出版社 2004 年版，第 33 页。

② L. Hudson, "Protohistoric Pawnee Lithic Economy, " *Plains Anthropologist* (38), 1993, pp. 265-277.

③ 〔意〕阿尔图罗·卡斯蒂廖尼：《医学史》，程之范、甄橙主译，译林出版社 2013 年版，第 47 页。

④ 〔英〕史蒂夫·帕克：《DK 医学史：从巫术、针灸到基因编辑》，李虎译，中信出版集团 2019 年版，第 25—26 页。

神庙的墙壁上，还有展现外科工具的浮雕，年代为公元 2 世纪。

古希腊医生多使用螺旋钻开颅。手术过程是先切开头皮，再用墨水标定钻孔位置。钻颅过程中为防止钻头过热，需用凉水不断冷却。公元前 300 年，埃及亚历山大（Alexandria）城医生依据希波克拉底的医学记录编纂成《希波克拉底文集》（*Corpus Hippocraticum*）[①]，其中记载了开颅手术的详细过程：

对于需要使用环钻术的伤员，应记住以下要点：若伤员开始便由你手术，则钻颅时不要立即去掉脑膜外的头骨，因为脑膜不宜长期暴露于不洁的环境中，否则最后会因浸渍而坏死。立即去掉脑膜外的头骨还有一种危险，即手术中损伤脑膜。应留下一点头骨，不全部锯断，碎骨动，让死骨自行分离脱落。由于留下的头骨与正常头骨连接处很薄弱，死骨脱落时不会引起损伤。至于其余治疗，也应遵循对伤口有利的原则进行。

做环钻术时医生要不时取出钻头在冷水里浸一下，以免头骨受热。因钻头会因转动发烫，干烫的钻头会烧灼周围头骨，使头骨损失过多；若医生想立即去除脑膜外的头骨，则尤需勤用冷水浸泡钻头，若伤员从他处转来，按常规处理已晚，则立即用环钻术打穿头骨，这时应不时取出钻头观察，并用探针沿钻孔探查。因颅骨化脓时极易钻透，而且骨头常常已很薄。若伤口原在头骨薄弱处，尤应这么做。医生必须小心，不要跑了钻，应一直将钻固定在骨头最厚处。经常试着

[①] 目前学界认为，《希波克拉底文集》并非由希波克拉底一人独著而成，而是由"希波克拉底式"的医生群体共同完成，甚至《希波克拉底誓言》也是假借希波克拉底之名。详见〔美〕琼·肯尼·威廉姆斯：《古代希腊帝国》，郭子龙译，商务印书馆 2015 年版，第 146 页。

任钻头来回掀动，以便掀起头骨。去除坏死头骨后，其他方面的治疗也应尽量对伤员有利。

若伤员开始即由你治疗，且你想立即用环钻术去除受伤头骨，同样也要用探针检查钻孔，同时将钻固定在头骨最厚处，随时移动钻头以便移除头骨。若你使用头骨钻穿术，不要钻穿脑膜，而且最好留下一覆层头骨暂不钻穿，以指示环钻的方向①。

罗马医生克劳迪·盖伦（Claudius Galen）以擅长外科手术而著称，他认为"外科医生应在颅骨受伤部位周围钻孔，钻锯不能过快穿入硬脑膜，然后再用弯刀和锤揭下骨片"。在罗马时代的医疗箱中，放置有各类开颅工具，包括刀、钻、锯、钳、钩、牵引器等。此外还有大量辅助药物，如用罂粟、天仙子止痛和麻醉；热油、酒和醋用来清洗伤口。

印度医学中也有开颅术的记载。如佛教经典《四分律》载印度神医耆婆（Jivaka）开颅治病之事："耆婆即与咸食令渴，饮酒令醉。系其身在床，集其亲里，取利刀破头。"②

新疆已发现的穿孔头骨数量较多，多集中在青铜时代和早期铁器时代。目前已知青铜时代开颅手术2例，来自若羌县小河5号墓地BM26和哈密市焉布拉克墓地M5，二者术后皆存活，愈合痕迹明显。早期铁器时代开颅手术至少4例，出自和静县察吾乎沟四号墓地M154:D、托克逊县阿拉沟墓地M4:5、尼勒克县吉林台水库墓地（墓号不详）和恰甫其海水库墓地03TKQA15M15，患者术后存活，有明

① 〔古希腊〕希波克拉底：《希波克拉底文集》，赵洪钧、武鹏译，徐维廉、马堪温校，安徽科学技术出版社1990年版，第162页。
② 于赓哲：《疾病如何改变我们的历史》，中华书局2021年版，第239页。

显愈合痕迹。

（1）若羌县小河5号墓地BM26，中年女性，枕骨见一直径约6厘米的圆形钻孔。钻孔断面光滑整齐，愈合痕迹明显，患者手术后存活30天以上，年代约为公元前1500年。[①]（图11.1）

（2）哈密市焉布拉克墓地M5，中年男性，穿孔共2处：第一处位于左顶骨紧邻冠状缝处，圆形，直径25毫米，中间骨片塌陷，最深处8毫米，外骨板圆形刻痕清晰，属于刻切穿孔法，塌陷处已愈合，仍见圆刻线。第二处位于右顶骨结节处，直径45毫米，孔缘锐棱有新生迹象，垂直刻切，由孔向前后各有一条裂线，无愈合痕迹。第一处创口术后，患者曾长期存活，年代约为公元前1000年。[②]病理分析表明，左侧塌陷无骨折线，手术实施者先揭取圆形骨片，术后再放回原处，但截取骨片已小于初始状态，导致塌陷形成。上述手术方法与现代医学中的穿颅复原术相同。（图11.2）

（3）和静县察吾乎沟IV号墓地M154:D，成年男性，穿孔情况较为特殊：第一处位于左侧颞鳞部，长方形，长58毫米，宽36毫米，孔边缘薄化，下边颞骨次生残断，围绕此孔约15毫米处有圆弧细刻线，穿孔明显愈合。右侧穿孔呈不规则圆形，直径约62毫米，孔缘锐棱，无愈合痕迹。墓主颅骨左枕鳞近人字缝处有一穿透至颅腔的刀器砍痕，右下颌后缘有砍削伤，无愈合痕迹。墓主左侧开颅穿孔在前，术后存活了一段时间；右侧穿孔与两处砍伤或在同一时期，与开颅术无关，年代约为公元前1000—前500年[③]。（图11.3）

① 王瑟：《拂去黄沙——丝绸之路新疆段的历史印迹》，生活·读书·新知三联书店2018年版，第282—283页。
② 韩康信：《新疆哈密焉布拉克古墓人骨种系成分之研究》，《考古学报》1990年第3期，第371—390页。
③ 韩康信等：《新疆和静察吾乎三号、四号墓地人骨的体质人类学研究》，载新疆考古研究所：《新疆察吾乎大型氏族墓地发掘报告》，东方出版社1990年版，第299—377页。

（4）托克逊阿拉沟墓地M4:5，老年男性，穿孔位于额骨近前囟位，圆形塌陷，直径约30毫米，塌陷最深7毫米，周围有细浅圆形刻痕，属刻切穿孔法，塌陷部位已与周边融合，愈合明显，年代约为公元前500年[1]。据病理分析，塌陷处由暴力击打造成，手术时曾有意揭取塌陷病灶，后因某种原因终止。推测实施者认为塌陷处不会造成致命伤害，因此放弃了手术[2]。（图11.4）

（5）尼勒克县吉林台水库墓地，墓号不详。穿孔位于枕骨处，呈不规则椭圆形，周围有细浅划痕，属刻切穿孔法。穿孔边缘见明显愈合，患者术后存活30天以上，年代约为公元前5世纪至公元1世纪[3]。（图11.5）

（6）特克斯县恰甫其海水库墓地03TKQA15M15，成年男性，右顶骨有一处12.28毫米×13.56毫米近圆形穿孔，孔周已"圆化"愈合。据孔缘划痕分析，属于环钻法，年代为公元前2世纪。[4]（图11.6）

综前所述，新疆早期开颅术主要为刻切法（grooving），另有刮削法（scraping）和钻孔-切割法（boring-and-cutting）各1例，未见美洲流行的切锯法（rectangle intersecting incisions）。[5]刻切法、刮削法、钻孔-切割法均流行于欧亚大陆，但刻切法与刮削法广见于公元前第一、二千纪的我国北方地区，如山东广饶傅家M392[6]、河南殷墟

---

① 韩康信：《阿拉沟古代丛葬墓人骨研究》，载韩康信：《丝绸之路古代居民种族人类学研究》，新疆人民出版社1993年版，第71—122页。

② 韩康信等：《中国远古开颅术》，复旦大学出版社2007年版，第58页。

③ 张林虎：《新疆伊犁吉林台库区墓葬人骨研究》，科学出版社2017年版，第117页。

④ 聂颖：《伊犁恰甫其海水库墓地出土颅骨人类学研究》，硕士学位论文，吉林大学，2014年，第79—80页。

⑤ C. A. Roberts, et al., "Review of Trepanations in British Antiquity Focusing on Funerary Context to Explain Their Occurrence," in R. Arnott, S. Finger and C. U. M. Smith (eds), *Trepanation: History, Discovery, Theory*, Lisse: Swets and Zeitlinger, 2003, pp. 56-78.

⑥ 韩康信：《在山东广饶发现5000余年前开颅术证据》，《中国文物报》2001年8月26日第5版。

后岗 M 9:7[①]、青海民和阳山 M 70 和 M 73[②]、甘肃永昌西岗柴湾岗沙井文化 YSHM 15[③]（图 11.7）、黑龙江泰来平洋 M 11[④] 等，上述案例均有愈合痕迹。

据《史记·扁鹊仓公列传》载，上古神医俞跗"一拨见病之应，因五藏之输，乃割皮解肌，诀脉结筋，搦髓脑，揲荒爪幕，湔浣肠胃，漱涤五藏，练精易形"[⑤]，其中"搦髓脑"应指开颅手术，可与我国北方史前开颅案例相佐证。刘向《说苑》注曰："俞跗之为医也，搦脑髓，束肓莫（膜），炊灼九窍而定经络，死人复为生人。"[⑥] 俞跗其人带有神话色彩，但结合青海大通上孙家寨甲 M 41、陕西神木大保当 M 22 等汉代开颅案例分析，俞跗可能并非一个单一个体，而是代表早期从事外科手术的巫医群体。新疆发现的案例在时间上要整体晚于我国北方地区，其技术方法又存在明显多样性，应是多种文化相互融合的结果，但仍主要受甘青地区的影响。

目前学界认为，开颅术与治疗颅骨创伤、头痛、惊厥及精神疾病有关，大量民族志材料也支持上述结论。结合人类学材料，美洲的开颅术与颅骨创伤密切相关，手术实施者常为萨满巫师，钻孔去除压迫颅内神经及血管的骨渣，以减轻颅内压，缓解头痛[⑦]。病理学分析表明，新疆的 6 例开颅手术都与颅骨外伤有关，说明当时的开颅技术已

---

① 韩康信、谭婧泽、何传坤：《中国远古开颅术》，复旦大学出版社 2007 年版，第 8 页。

② 韩康信：《民和阳山》，文物出版社 1990 年版，第 160—173 页。

③ 甘肃省文物考古研究所：《永昌西岗柴湾岗 —— 沙井文化墓葬发掘报告》，甘肃人民出版社 2001 年版，第 244 页。

④ 潘其凤：《平洋墓葬》，文物出版社 1990 年版，第 187—235 页。

⑤ 《史记·扁鹊仓公列传》，中华书局 1963 年版，第 2788 页。

⑥ （汉）刘向撰，向宗鲁校证：《说苑校证》，中华书局 1987 年版，第 472 页。

⑦ 〔英〕夏洛特·罗伯茨、基思·曼彻斯特：《疾病考古学》，张桦译，山东画报出版社 2010 年版，第 137—141 页。

较为成熟。唐末及五代时期史料中，还提及用开颅术治疗麻风病的案例，如《太平广记》引王仁裕《玉堂闲话》载："乃置患者于隙室中，饮以乳香酒数升，则懵然无知，以利刃开其脑缝，挑出虫可盈掬，长仅二寸，然后以膏药封其疮，别与药服之，而更节其饮食动息之候，旬余疮尽愈，才一月眉须已生，肌肉光净，如不患者。"①

（二）伤口处理及胸腹腔手术

人类对伤口的处理由来已久。《韦氏新大学词典》（*Webster's New Collegiate Dictionary*）将"伤口处理"定义为"清创术"——清除破损、失活或受污染（感染）组织的外科手术②。最早的清创术记录来自《埃德温·史密斯外科纸草文书》，包括了 48 种伤口的处理方法，涉及头、胸和腹部等的清创处理，年代为公元前 1600 年。近年，学界发现奥茨冰人用桦滴孔菌（Piptoporus betulinus）处理伤口的证据，年代为公元前 3300 年。类似抗生素方法亦见于《埃伯斯文书》（*Ebers Papyrus*）的记载——埃及人用霉面包涂抹伤口，利用青霉素防治感染。在美索不达米亚，苏美尔人用蜂蜜和热柏油处理伤口，并用芥末油和雪松皮粉制成药膏。我国学者指出，安徽蚌埠市双墩一号春秋墓出土"蜂蜡和动物油的混合物"，应是一种治疗创伤的残留药物③。

琐罗亚斯德教经典《阿维斯塔》提到，医者用手术刀治病，并用药膏处理伤口。④ 据记载，阿契美尼德（Achaemenid）王朝冈比西斯

① （宋）李昉等：《太平广记》，中华书局 1961 年版，第 1679 页。
② 〔美〕吉尔伯特·沃尔鲍尔著，詹姆斯·纳迪绘：《当昆虫遇见人类文明》，黄琪译，商务印书馆 2021 年版，第 199—200 页。
③ 杨益民、方晓阳：《蚌埠双墩一号春秋墓出土创伤药残留物》，《中国文物报》2009 年 3 月 27 日。
④ 〔伊朗〕贾利尔·杜斯特哈赫选编：《阿维斯塔——琐罗亚斯德教圣书》，元文琪译，商务印书馆 2005 年版，第 298 页。

二世（Cambyses II）因腿部剑伤感染，而一命呜呼①。史诗《伊利亚特》（*Iliad*）记载，希腊人用温水冲洗伤口，并用药膏涂抹患处。古罗马医生用含葡萄酒的绷带处理伤口，以预防病人感染。

公元前 5 世纪，印度人对伤口的处理方法十分独到。据《妙闻集》载，医生让大孟加拉黑蚁咬住患者伤口，之后将蚂蚁身首分离，蚁嘴仍留于原位固定伤口。这种方法能加速伤口愈合，且不留疤痕②。民族志中有用光绿蝇（Lucilia sericata）和伏蝇（Phormia regina）蛆处理伤口的作法，因为蛆只吃腐肉，同时分泌尿囊素（Allantoin）促进伤口愈合。例如墨西哥与危地马拉的玛雅人、澳大利亚新南威尔士的甘伯人（Ngembatribe）以及缅甸山民，都使用蛆虫疗法处理伤口③。

新疆青铜时代至早期铁器时代缺少文献记载，很难通过文字材料追溯早期的伤口处理术，只能借助考古管中窥豹。1991 年，鄯善县苏贝希三号墓地 M3 出土一具男性干尸，胸部、两肋以下共有 3 道伤口，最长一处 5 厘米，以粗羊毛缝合，是一例典型的胸腹腔手术案例④。病理分析可知，患者伤口无愈合痕迹⑤。有学者指出，这是华佗之前中国西部古代医师"实施外科手术"的证据。⑥（图 11.8）

已知最早的伤口缝合证据是公元前 1100 年的一具埃及木乃伊，

---

① 〔美〕雅各布·阿伯特：《大流士大帝——制度创新与波斯帝国统一》，赵秀兰译，华文出版社 2018 年版，第 48—49 页。

② 〔意〕阿尔图罗·卡斯蒂廖尼：《医学史》，程之范、甄橙主译，译林出版社 2013 年版，第 84 页。

③ 〔美〕吉尔伯特·沃尔鲍尔：《当昆虫遇见人类文明》，黄琪译，商务印书馆 2021 年版，第 196—200 页。

④ 徐永庆、何惠琴：《中国古尸》，上海科技教育出版社 1996 年版，第 23—24 页。

⑤ 苏贝希三号墓地 M3 男尸还随身携带多件小皮囊，其中 1 件装黄绿色粉状物，疑似麻黄；另一件内盛黄色透明状物质，疑似雄黄。上述皮囊中的物品未进行过科学检测。

⑥ 新疆文物考古研究所等：《鄯善县苏贝希墓群三号墓地》，《新疆文物》1994 年第 2 期，第 1—20 页；林梅村：《麻沸散与汉代方术之外来因素》，载王元化：《学术集林》卷十，远东出版社 1997 年版，第 241 页。

使用了亚麻、肠衣、羊毛和金属夹进行缝合，与《埃德温·史密斯外科纸草文书》的记载相吻合。据希腊地理学家斯特拉波（Strabon，公元前 63—前 20 年）描述，埃及人为避孕而摘除妇女卵巢，推测是一种原始的腹腔手术。亨利·罗林森（Henry Rawlinson）对美索不达米亚楔形泥板的解读表明，巴比伦人已掌握从肺炎患者肺部、胸膜引脓的高难度手术[①]，其中"用燧石刀切开第四根肋骨，以插入引流导管"的做法，与现代引流手术非常接近[②]。

　　我国春秋战国时期亦有胸腹腔手术的记载。《列子·汤问》载，扁鹊曾为公扈、齐婴做开胸手术，"扁鹊遂饮二人毒酒，迷死三日，剖胸探心，易而置之；投以神药，既悟如初"[③]。《史记·扁鹊仓公列传》载："医有俞跗，治病不以汤液醴洒、镵石挢引、案抓毒熨。一拨见病之应，因五藏之输，乃割皮解肌，诀脉结筋，搦髓脑，揲荒爪幕，湔浣肠胃，漱涤五藏，练精易形。"[④]东晋名医张湛曰："此言恢诞，乃书记少有。然魏世华佗能刳肠易胃，湔洗五脏，天下理自有不可思议者，信亦不可以臆断，故宜存而不论也。"[⑤]上述情节虽有夸张成分，但一切史料都可视为历史，关键在于如何解读。有学者指出，早期外科手术可能代表中国传统医学的一种流派，俞跗、扁鹊及华佗并非个体，而是一个"擅长外科手术"的群体，只是这一流派并未发展成为中国传统医学的主流[⑥]。（图 11.9）

---

①　J. Black, "A stitch in Time: 1: The History of Sutures," *Nursing Times* (78), 1982, p. 619.

②　〔英〕保罗·克里瓦切克：《巴比伦：美索不达米亚的诞生》，陈沅译，社会科学文献出版社 2020 年版，第 251 页。

③　杨伯峻：《列子集释》，中华书局 1979 年版，第 174 页。

④　《史记·扁鹊仓公列传》，中华书局 1963 年版，第 2788 页。

⑤　杨伯峻：《列子集释》，中华书局 1979 年版，第 174 页。

⑥　李建民：《华佗隐藏的手术——外科的中国医学史》，东大图书股份有限公司 2011 年版，第 16—24 页。

　　我国中原地区有自身的外科手术传统。河北藁城台遗址商墓出土的砭镰，是我国已知最早的外科手术刀[1]。《周礼》载，医官中的"疡医"会处理骨折等外伤，类似于西方早期的外科医生[2]。1973 年长沙马王堆出土的《五十二病方》，也记录了部分外科手术的内容[3]。河北满城西汉刘胜墓中出土的青铜手术刀，残长 5.9—9.6 厘米，弧柄曲背，刃部微曲，与现代曲刃手术刀十分接近[4]。有学者指出，华佗生活的三国时期外科手术并不鲜见，如《三国志·魏志》引《魏略》中有"十人割瘿九人死"之说[5]。年代略晚的《晋书·世宗景帝纪》载："初，帝目有瘤疾，使医割之。"[6] 上述材料表明，我国中原地区的外科手术传统有一定的技术传承性，只是史料失载而已。（图 11.10）

　　苏贝希三号 M3 案例采用了创口缝合术，类似方法见于《晋书·魏咏之传》中的兔唇修补术：

　　魏咏之字长道，任城人也。家世贫素，而躬耕为事，好学不倦。生而兔缺。有善相者谓之曰："卿当富贵。"年十八，闻荆州刺史殷仲堪帐下有名医能疗之，贫无行装，谓家人曰："残丑如此，用活何为。"遂赍数斛米西上，以投仲堪。既至，造门自通。仲堪与语，嘉其盛意，召医视之。医曰："可割而补之，但须百日进粥，不得语笑。"咏之曰："半生不语，而有半生，亦当疗之，况百日邪。"仲堪

① 马继兴：《台西村商墓中出土的医疗器具砭镰》，《文物》1979 年第 6 期，第 54—56 页。
② 李建民：《华佗隐藏的手术——外科的中国医学史》，东大图书股份有限公司 2011 年版，第 16—24 页。
③ 马王堆汉墓帛书整理小组：《五十二病方》，文物出版社 1979 年版，第 82—92 页。
④ 钟依研：《西汉刘胜墓出土的医疗器具》，《考古》1972 年第 3 期。王春法主编：《汉世雄风——纪念满城汉墓考古发掘 50 周年特展》，北京时代华文书局 2019 年版，第 240 页。
⑤ 《三国志·贾逵传》，中华书局 1964 年版，第 481 页。
⑥ 《晋书·世宗景帝纪》，中华书局 1974 年版，第 31 页。

于是处之别屋，令医善疗之。咏之遂闭口不语，唯食薄粥，其厉志如此。及差，仲堪厚资遣之①。

兔唇修补比一般的伤口缝合更加复杂。如宋人计有功《唐诗纪事》载："（方干）为人唇缺，连应十余举，遂归镜湖。后十数年，遇医补唇，年已老矣。镜湖人号曰'补唇先生'。"②尽管二者均未详述"兔缺"的缝合材料及具体手法，但成书于公元610年的《诸病源候论》中提到了隋代伤口缝合术的细节：

> 凡始缝其疮，名有纵横，鸡舌隔角，横不想当，缝亦有法，当次阴阳，上下逆顺，急缓向望；阳者附阴，阴者附阳；膜理皮脉，复令复常。但亦不晓，略作一行；阴阳闭塞，不必作脓；荣卫不通，留结为痈。昼夜不卧，语言不同；碎骨不去，其人必凶。鸡舌隔角，房不相当；头毛解脱，志失故常；疮不再缝，膏不再浆。③

从上述记载可知，《诸病源候论》中伤口缝合的针脚呈斜形排列，类似于现代缝合术中"8"字缝合法，且不与肌肉纹理平行。表皮、皮下组织与肌肉因张力不同，其缝合也各有不同。通过比较可知，苏贝希男尸的伤口缝合术比魏咏之兔唇修补术要略微粗糙。

关于中国早期外科手术的问题，李建民④、陈明⑤和于赓哲等学

---

① 《晋书·魏咏之传》，中华书局1974年版，第2217页。
② （宋）计有功：《唐诗纪事》，上海古籍出版社1987年版，第939页。
③ （隋）巢元方著，吴少祯编，宋白杨校：《诸病源候论》，中国医药科技出版社2011年版，第773页。
④ 李建民：《华佗隐藏的手术——外科的中国医学史》，东大图书股份有限公司2011年版。
⑤ 陈明：《中古医疗与外来文化》，北京大学出版社2013年版，第57页。

者①均有所论述。葛洪在《抱朴子》中提到一些类似神话的外科手术案例:"越人救虢太子于既殒,胡医活绝气之苏武,淳于能开颅以理脑,元化能刳腹以浣胃,文挚恣期以瘳危困,仲景穿胸以纳赤饼,此医家之薄技,犹能若是,岂况神仙之道,何所不为?"在脱胎于政治史的传统史学看来,葛洪的描述更多的是推崇仙道之术,有明显的夸张成分,可信度不高。但在人类学视阈下,"越人救虢太子于既殒"与"胡医活绝气之苏武"恰恰反映的是中原文化区之外,边疆"胡""越"等人群对外科手术的重视与认可。这其中有政治原因,也有文化原因。从上述案例可知,外科手术在西域地区较为流行,或与古代印度、希腊-罗马、美索不达米亚等地区医疗技术的传播不无关系。汉文史料虽无直接记载,但也有蛛丝马迹可寻,如《新唐书·西域传》载拂菻人"开脑出虫",以及《南村辍耕录》载西域医官"开额取蟹"等②,均是对域外外科手术的某种反映。最为重要的是,新疆的考古案例填补了学界认识的不足之处。

(三)剖腹产

早期剖腹产术与其他外科手术一样,缺乏详细的过程记录。如司马迁《史记·楚世家》载:"吴回生陆终,陆终生子六人,坼剖而产焉。"南朝裴骃著《史记集解》注:"近魏黄初五年,汝南屈雍妻王氏生男儿从右胳下水腹上出,而平和自若,数月创合,母子无恙,斯盖

① 于赓哲:《被怀疑的华佗——中国古代外科手术的历史轨迹》,《清华大学学报(哲学社会科学版)》2009年第1期,第82—95页。于赓哲:《疾病如何改变我们的历史》,中华书局2021年版,第233—267页。
② 李锦绣:《唐代的胡人与外科手术:以〈太平广记〉为中心》,载刘进宝:《丝路文明》第一辑,上海古籍出版社2016年版,第93—102页。

近事之信也。"① 上述案例，均涉及剖腹产手术，但并未记录伤口缝合及产后护理的细节。

2004 年，吐鲁番研究院在洋海 I 号墓地西侧一座晋唐时期斜坡墓道墓中发现 1 具女尸。由于遭遇盗扰，尸体出土时已位于墓室外，腹部上方有破洞，无随葬品。墓主约 20 岁，下腹见一处长 17 厘米的伤口，由马尾毛缝合，刀口横切，推测是剖腹手术。马毛缝合伤口的做法曾见于阿尔泰巴泽雷克出土的冻尸，其后脑、肩腹部等处伤口均由马鬃毛缝合②。

中古时期的中原地区惯用桑皮缝合伤口。日本学者丹波康赖《医心方》"治金创肠出方第六"引《删繁方》载："取桑皮线缝腹皮，用蒲黄粉之。"③ 又如《资治通鉴》长寿二年（693 年）条载："（安金藏）即引佩刀自剖其胸，五脏皆出，流血被地。太后闻之，令车载宫中，使医纳五脏，以桑皮线缝之，傅以药，经宿始苏。"④《旧唐书·安进藏传》载，安金藏为保李旦"即引佩刀自剖其胸，五藏并出"，武则天遣医人"却纳五藏，以桑白皮为线缝合，傅之药，经宿，金藏乃苏"⑤。从上述史料可知，治疗安金藏的御医是以桑皮（桑白皮）线缝之，之后再敷药，但药物成分不详。

另一条史料提到了药物治疗刀创的情况。《太平广记》卷二一九《医二》"李祐妇"条引《独异志》："祐有新妇姜氏，怀孕五月矣，为乱卒所劫，以刀划其腹，姜氏气绝踣地。祐归见之，腹开尺余，因脱

① 《史记·楚世家》，中华书局 1963 年版，第 1690 页。
② A. P. Derevianko and V. I. Molodin, *Phenomenon of the Altai Mummies*, Novosibirsk: Institute of Archaeology and Ethnography Press, 2000.
③ 〔日〕丹波康赖：《医心方》，高文柱校注，华夏出版社 2011 年版，第 371 页。
④ 《资治通鉴》，中华书局 1956 年版，第 5434 页。
⑤ 《旧唐书·安金藏传》，中华书局 1975 年版，第 4885—4886 页。

衣褥裹之。一夕复苏。傅以神药而平。满十月，产一子。"① 文中只提到"傅以神药而平"，或与伤口不深、未伤及内脏有关。另外"脱衣褥裹之"可能间接包扎了伤口，因为蚕丝蛋白具有止血和促进伤口愈合的作用。

（四）截肢（Amputation）

截肢案例见于巴里坤黑沟梁墓地93BYJHM12，左侧腓骨下端缺失，肉眼及显微镜观察创面已修复，个体无胫骨保留，发掘者推测为"疑似砍伤"②。从人骨材料观察，截肢处平直断离，空心髓腔已闭合重塑，远端呈圆钝状，伤口平齐，愈合明显，符合截肢特征，不排除"刖刑"的可能。据《左传·昭公三年》载：齐景公时期"繁于刖刑"，导致假肢价格上涨，曾出现"踊贵屦贱"之怪象。"刖刑"即"削足"或"断足"的刑法，春秋战国时期曾流行于中原地区。（图11.11）

二、麻醉药物

外科手术的成功实施与麻醉剂不无关系。已知最早的麻醉剂出现于公元前3000年，由苏美尔人用罂粟汁（opium）制成，该技术后来扩散至整个地中海文明圈。公元前5世纪，印度雅利安人使用大麻作为麻醉剂③。罗马人则将乳香、没药加入葡萄酒制成麻醉剂，可使手术中的病人意识模糊。据《太平御览》引五代王仁裕《玉堂闲话》载：

① （宋）李昉等：《太平广记》，中华书局1961年版，第1676页。
② 魏东：《青铜时代至早期铁器时代新疆哈密地区古代人群的变迁与交流模式研究》，科学出版社2017年版，第80页。
③ 〔英〕史蒂夫·帕克：《DK医学史：从巫术、针灸到基因编辑》，李虎译，中信出版集团2019年版，第86页。

"饮以乳香酒数升，则懵然无知，以利刀开其脑缝……"[①]，提到酒中加乳香麻醉患者的办法。乳香（olibanum）是典型的舶来品，与丝绸之路沿线的文化交流有关。段成式《酉阳杂俎》也有一则麻醉药物的记录："永贞年，东市百姓王布……有女年十四五，艳丽聪晤，鼻两孔各垂息肉，如皂荚子，其根如麻线，长寸许，触之痛入心髓，其父破钱数百万治之，不差。忽一日，有梵僧乞食……即见其女。僧乃取药，色正白，吹其鼻中。少顷，摘去之，出少黄水，都无所苦。"[②] 文中梵僧所用白色药粉即为麻醉药物，具体成分不详。

玛雅人主要使用古柯（coca）制成烟草或饮料，除吸食和饮用外，还会用"注射器"进行肛门注射，以便快速吸收。这些"注射器"通常由骨管、橡胶或动物肠衣制成。通过文物可知，使用者或自己注射，或需侍从帮助。（图11.12）

民族志材料表明，麻醉剂的成分通常因地制宜，如乌干达人使用棕榈酒（palm wine）催眠；刚果芳族人使用"依波加因灌木"（Tabernanthe iboga）麻醉剂；中南美洲印第安巫医（ah'man）借助古柯、龙舌兰酒（pulque）、里维亚草（turbina）、乌羽玉（Lophophora williamsii）和曼陀罗（stramonium）叶等催眠[③]。

新疆青铜时代和早期铁器时代的麻醉剂主要是麻黄和大麻。青铜时代多使用麻黄，考古发现多位于罗布泊周边；早期铁器时代主要使用大麻，考古发现集中于吐鲁番-哈密盆地和帕米尔高原。在青铜时代晚期的哈密五堡墓地M151墓室二层台上，发现了大麻编织的麻席[④]。

---

① （宋）李昉等：《太平御览》，上海古籍出版社2008年版，第1479页。
② （唐）段成式撰，张仲裁译注：《酉阳杂俎》，中华书局2020年版，第49—50页。
③ 郭淑云：《致幻药物与萨满通神体验》，《西域研究》2006年第3期，第71—77页。
④ 新疆文物考古研究所：《哈密五堡墓地151、152号墓葬》，《新疆文物》1992年第3期，第1—10页。

据报道，吐鲁番洋海墓地也出土了麻黄枝。[①] 近年，在阿拉沟墓地和鱼儿沟遗址也发现了麻黄遗存[②]，学界认为"不排除药物的可能性"。[③]

　　最早提出罗布泊先民使用麻黄制剂的是斯坦因（Stein）。他在验证印度帕西人（Pārsīs）琐罗亚斯德教仪式所用"豪麻"（Homa）为麻黄后，于1931年指出罗布先民使用麻黄进行宗教仪式。[④] 1939年，瑞典考古学家贝格曼（Bergman）继承了斯坦因的观点，认为麻黄即是药材、"苏麻"（Soma）汁原料和常青生命的象征，又作为尸体防腐剂和焚烧尸体的熏香。[⑤] 近年的考古发现表明，麻黄大量出土于青铜时代罗布泊地区的墓葬中，多由墓主随身携带。在新疆之外的其他区域，上述现象则十分罕见。以古墓沟墓地42座墓葬为例，其中13座随葬麻黄，比例为30.95%。[⑥] 小河墓地已公布材料的37座墓葬中，有22座随葬麻黄，比例为59.46%，其数量和规模均超过古墓沟。[⑦]（图11.13）

① 马青云等：《新疆洋海古代麻黄的化学成分研究》，《安徽农业科学》2012年第12期，第7089—7096页。

② 新疆文物考古研究所：《乌鲁木齐市鱼儿沟遗址和阿拉沟墓地》，《考古》2014年第4期，第19—35页。

③ Jianghongen, et al., "Ancient Plant Use at the Site of Yuergou, Xinjiang, China: Implications from Desiccated and Charred Plant Remains," *Vegetation History and Archaeobotany* 22(2), 2013, pp. 129-140.

④ A. Stein, *On the Ephedra, the Hūm Plant, and the Soma*, Bulletin of the School of Oriental Studies, University of London, Vol. 6, No. 2, A Volume of Indian Studies Presented by His Friends and Pupils to Edward James Rapson, Professor of Sanskrit in the University of Cambridge on His Seventieth Birthday, 12th May, 1931, pp. 501-514.

⑤ F. Bergman, *Archaeological Researches in Sinkiang, Especially the Lop-nor Region*, Stockholm: Bokförlags Aktiebolaget Thule, 1939, pp. 86-88.

⑥ 王炳华编著：《古墓沟》，新疆人民出版社2014年版，第33—36、39—44、51—75、77—81、86—89、100—109、115—118、135—138、141—147、162页。

⑦ 新疆文物考古研究所：《2002年小河墓地考古调查与发掘报告》，《新疆文物》2003年第2期，第8—46页。新疆文物考古研究所：《2002年小河墓地考古调查与发掘报告》，《边疆考古研究》第3辑，科学出版社2004年版，第338—398页。新疆文物考古研究所小河考古队：《罗布泊小河墓地考古发掘的重要收获》，《吐鲁番学研究》2005年第1期，第114—119页。新疆文物考古研究所：《2003年罗布泊小河墓地发掘简报》，《新疆文物》2007年第1期，第1—54页。新疆文物考古研究所：《新疆罗布泊小河墓地2003年发掘简报》，《文物》2007年第10期，第4—42页。

麻黄是欧亚人群最早发现并利用的神经致幻植物之一[1]。有学者指出，罗布泊地区的麻黄应用要早于琐罗亚斯德教的豪麻（Homa）或苏麻（Soma），后者或从亚洲某地使用植物致幻剂的传统中继承而来[2]。中亚已知最早的麻黄残留物发现于土库曼斯坦的哥诺尔（Gonur）遗址，年代为公元前2500年[3]。在《阿维斯塔》中，豪麻（Houm，即 Homa、Soma）是"酒神""圣草之神"，属于前琐罗亚斯德教时期伊朗雅利安人奉祀的神，其固定修饰语为"纯洁的、祛除死亡的"（Dura-Osha）。[4] 罗布泊地区随葬麻黄的习俗，可视为一种获得永生的巫术仪式，与人类早期发现并利用其药效有关[5]。

麻黄富含麻黄碱，能兴奋交感神经，松弛支气管平滑肌、收缩血管，有显著的中枢兴奋作用，现代制药工业常用麻黄素来合成镇定剂甲基苯丙胺。苏贝希三号墓地 M3 男尸随身携带麻黄粉，或与此有关。据《三国志》载，神医华佗用"麻沸散"成功实施了大量外科手术。关于"麻沸散"的成分，学界尚无定论。但在华佗弟子吴普所著的《吴普本草》中，提到了麻黄的药物作用[6]。古汉语中，麻黄的"黄"有多种读法，h/f 不分，其一作"费"，"费"与"沸"谐音，

---

[1] M.D. Merlin, "Archaeological Evidence for the Tradition of Psychoactive Plant Use in the Old World," *Economic Botany*, Vol. 57, No. 3 (Autumn, 2003), pp. 295-323; Elisa Guerra-Doce, "The Origins of Inebriation: Archaeological Evidence of the Consumption of Fermented Beverages and Drugs in Prehistoric Eurasia," *Journal of Archaeological Method & Theory*, Sep 2015, Vol. 22 Issue 3, pp. 751-782.

[2] 刘文锁：《新疆特发现麻黄与大麻及有关问题》，载朱玉麒：《西域文史》第12辑，科学出版社2019年版，第107—126页。

[3] S. Mahidhassan, "Evolution of Ephedra as the Soma of Rigveda," *Ancient Science of Life*, 1982(2)2, pp.93-97.

[4] 〔伊朗〕贾利尔·杜斯特哈赫选编：《阿维斯塔—琐罗亚斯德教圣书》，元文琪译，商务印书馆2005年版，第84—96页。

[5] 张弛：《读饶宗颐〈塞种与Soma〉》，《中国社会科学报》2019年3月27日。

[6] （魏）吴普：《吴普本草》，人民卫生出版社1987年版，第32页。

"麻沸散"可能含有麻黄及其他成分①。小河墓地BM26出土钻孔头骨也暗示了早期开颅术与麻黄的关系。

至公元前一千世纪，大麻取代麻黄成为主要的麻醉成分，或与大麻中四氢大麻酚（Tetrahydrocannabinol）含量高于麻黄枝有关，其麻醉作用比麻黄碱更明显。目前，新疆发现的大麻遗存集中于吐鲁番洋海墓地与加依墓地、哈密五堡墓地以及塔什库尔干县曲什曼墓地。

洋海一号墓地M90:10木盆，内盛大麻籽及碎叶片②。木盆腹部有双耳，器表乌亮，有长期使用痕迹。另一件草篓M90:8，通体黑色，盛满大麻叶及籽。墓主为男性萨满，上述麻籽和麻叶可能被用于宗教仪式或医疗活动。在洋海墓地部分墓葬中，还发现了大麻覆盖墓口的现象③，整体年代约为春秋时期。④（图11.14）

加依墓地M213出土大麻13株，有完整的根系及茎叶，出土时整齐摆放在墓主身上。另有3座墓葬的陶器内，装有研碎的大麻细末⑤。经检测，大麻均产于吐鲁番当地，年代为公元前10—前8世纪⑥。从时间上比较，加依墓地的大麻略早于洋海墓地，且多为整株随葬，而洋海出土的多是大麻叶和麻籽。一般情况下，麻枝及麻叶的四

① 杨华亭认为，"麻沸"与"麻蕡"（Má Fén）音近，可能含有大麻的雌花，详见《药物图考》。
② Jiang Hong-en, et al., "A New Insight into Cannabis Sativa (Cannabaceae) Utilization from 2500-year-old Yanghai Tombs, Xinjiang, China," *Journal of Ethnopharmacology* 108, 2006, pp. 414- 422.
③ 新疆文物考古研究所等：《鄯善县洋海一号墓地发掘简报》，《新疆文物》2004年第1期，第1—27页。
④ 新疆吐鲁番学研究院、新疆文物考古研究所：《新疆鄯善洋海墓地发掘报告》，《考古学报》2011年第1期，第99—150页，图版壹至拾陆。吕恩国等：《洋海墓地分期与断代研究》，《吐鲁番学研究》2017年第1期，第1—18页。
⑤ 吐鲁番学研究院等：《吐鲁番加依墓地发掘简报》，《吐鲁番学研究》2014年第1期，第1—19页，图版壹至伍。
⑥ Jiang Hong-en, et al., "Ancient Cannab is Burial Shroud in a Central Eurasian Cemetery," *Economic Botany* 70 (3), 2016, pp. 213-221.

氢大麻酚（THC）含量最高，而茎与根的含量较低。上述情况表明，加依人群对大麻药性的掌握和使用尚处于初级阶段。

除大麻遗物外，相关遗迹也值得关注。2013—2014 年，塔什库尔干县曲什曼墓地 6 座墓葬中，共出土 11 件木钵（或称"火坛"）和 1 件陶钵，内盛灼黑的卵石，木钵内壁见烟炱，距今约 2400—2600 年[①]。在曲什曼墓地 M12"火坛"内，盛放 15 枚灼烧过的卵石。数字 15 象征半月之数，代表明暗交替，暗示灼烧活动或与琐罗亚斯德教信仰有关[②]。近年，学界对木钵内壁残留物进行检测，发现了大麻的生物标记物——四氢大麻酚（THC）[③]。（图 11.15）类似有灼烧痕迹的木钵，在哈密五堡墓地也有发现，但未进行残留物检测[④]。大麻灼烧遗迹也见于哈萨克斯坦别列尔（Berel）墓地 M9，墓中随葬青铜钵 1 件，直径 12 厘米，高 9 厘米，内置带灼痕的卵石 8 块及烧焦的麻籽，年代为公元前 4 世纪末至前 3 世纪初[⑤]。

灼烧吸食大麻的习俗亦见于阿尔泰山北麓"乌科克（Ucok）公主"墓内。俄罗斯考古学家通过 MRI 检查发现，"公主"生前患有乳腺癌并出现淋巴结和脊椎的骨转移，其头发内含有大量四氢大麻酚（THC），曾长期吸食大麻止痛。在阿尔泰山巴泽雷克（Pazyryk）2 号冻土墓（barrow 2）中出土了完整的灼烧器、带灼痕的石块及烧焦

---

① 中国社会科学院考古研究所新疆工作队：《新疆塔什库尔干吉尔赞喀勒墓地发掘报告》，《考古学报》2015 年第 2 期，第 545—573 页，图版壹至图版拾陆。中国社会科学院考古研究所新疆工作队等：《新疆塔什库尔干吉尔赞喀勒墓地 2014 年发掘报告》，《考古学报》2017 年第 4 期，第 545—573 页，图版壹至拾陆。

② 巫新华主编：《帕米尔文明溯源》，新疆人民出版社 2015 年版，第 127 页。

③ 杨益民：《新疆吉尔赞喀勒墓地拜火教火坛内壁烧灼物的科技分析》，《交流与互动——第三届民族考古与文物学术研讨会会议手册》，中央民族大学民族学与社会学学院，2017 年 6 月，第 22 页。

④ 刘国瑞、祁小山：《哈密古代文明》，新疆美术摄影出版社 1997 年版，第 19—23 页。

⑤ Sören Stark, et al., *Nomads and Networks: The Ancient Art and Culture of Kazakhstan*, Princeton: Princeton University Press, 2012, p.174.

的大麻籽。鲁金科（Rudenko）根据希罗多德的记载，提出"斯基泰人（Scythians）在葬礼后用火净身（烟熏法）"的观点[①]。据《妙闻集》载，"燃烧大麻所产生的烟雾能使病人麻醉"[②]。结合新疆发现的开颅术及胸腹腔手术推测，大麻曾被作为麻醉剂使用，且手术实施者多为萨满巫师。萨满服用适量大麻后，可长时间施行手术；患者则利用大麻来麻醉及止痛[③]。上述医疗行为与玛雅人咀嚼古柯叶的做法类似。

综上所述，我国早期利用麻黄、大麻的医疗活动主要见于新疆地区。在中国西北及北方其他地区，也发现过麻黄和大麻的相关遗存，如陕西半坡遗存发现的麻黄花粉[④]，甘肃东乡林家遗址（马家窑文化）、内蒙古赤峰二道井子遗址（夏家店下层文化）、陕西蓝田新街遗址（仰韶晚期至龙山早期）、河北藁城台商代遗址出土的大麻残留物等[⑤]，均未见麻醉剂的使用证据。因此，新疆早期麻黄的药物学知识可能属于本地起源，而大麻的使用则与欧亚草原文化背景有关。

三、骨折处理

在医学上，骨折是指骨骼结构的连续性完全或部分断裂。人类的

---

① Sergei L. Rudenko, translated by M. W. Thompson, *Frozen Tombs of Siberia: The Pazyryk Burials of Iron AgeHorsemen*, Berkeley and Los Angles: University of California Press, 1970, pp. 284-285.

② Kate Kelly, *The History of Medicine: Early Civilization: Prehistoric Times to 500 C.E.*, New York: Ferguson Publishing Company, 2009, p. 63.

③ 王纪潮：《中国古代萨满昏迷中的药物问题》，《自然科学史研究》2005 年第 1 期，第 13—28 页。

④ 柯曼红、孙建中：《西安半坡遗址的古植被与古气候》，《考古》1990 年第 1 期，第 87—90 页。

⑤ 西北师范学院植物研究所等：《甘肃东乡林家马家窑文化遗址出土的稷与大麻》，《考古》1984 年第 7 期，第 654—663 页，图版柒。孙永刚等：《内蒙古二道井子遗址 2009 年度浮选结果分析报告》，《农业考古》2014 年第 6 期，第 1—9 页。钟华等：《陕西省蓝田县新街遗址炭化植物遗存研究》，《南方文物》2015 年第 3 期，第 36—43 页。

骨骼创伤包含了许多重要信息，能够反映出伤者的日常活动与职业特点。国际学者对骨骼创伤的研究较早，主要以欧美地区的材料为主，对于中亚及新疆的材料涉及较少。

中国古代对骨折伤处理的记载由来已久。据《周礼》载，医官分为"疾医"和"疡医"两类，其中"疡医"会参与正骨、接骨等医疗活动。陈直在《战国医人小玺汇考》中指出，战国时期的外科医生种类繁杂，常见有"事疡""兼疡"等内容。医学史家范行准也赞同此说，认为"疡医"近似于西方早期的外科医生，兼顾骨折处理[1]。

《左传》有"三折肱知为良医"的记载，表明处理骨折是判别医术水平的重要标准。近年的考古发现，为学界了解新疆史前骨科医疗提供了珍贵材料。在新疆古墓沟 M35 中，男性墓主胫骨中段（髌骨偏下）折断，骨折痕迹清晰。墓主出土时，骨折处用两块毛布捆绑包扎，包扎处见草药和黑色血迹，应是骨折时的处理痕迹。[2] 通常情况下，临终前短时间内或死亡同时发生的骨折，不会在骨骼上留下愈合痕迹。目前，古病理学的研究对象主要是愈合的骨折或已有愈合痕迹的骨折。古墓沟 M35 男性的骨折处，未见任何愈合痕迹，说明墓主在骨折发生后不久就已死亡。根据包扎状况及血迹推测，患者可能遭遇了复合性骨折（开放性骨折）。这种开放性的伤口极易导致病菌进入人体，继而引发严重感染，即便在现代医学中也非常棘手。可以预见，在青铜时代的古墓沟，一个重度骨折的病人发生感染，其结果是致命的。

开放性骨折一般需要外科手术进行处理。《北史·长孙道生传》

---

① 李建民：《华佗隐藏的手术——外科的中国医学史》，东大图书股份有限公司 2011 年版，第 16—24 页。

② 王炳华编著：《古墓沟》，新疆人民出版社 2014 年版，第 135 页。

附《承业子子彦传》载："子彦少常坠马折臂，肘上骨起寸余。乃命开肉锯骨，流血数升，言戏自若。"[①] 上述史料说明，北朝时期已采用外科手术处理骨折。《新五代史·苌从简传》载："从简尝中流矢，镞入髀骨，命工取之。工无良药，欲凿其骨，人皆以为不可。从简遽使凿之，工迟疑不忍下，从简叱其亟凿，左右视者，皆若不胜其毒，而从简言笑自若。"[②] 隋代医书《诸病源候论》记录了处理碎骨的方法："若被疮截断诸解、身躯、肘中，及腕、膝、髀若踝际，亦可连续，须急及热，其血气未寒，即去碎骨便更缝连，其愈后直不屈伸。若碎骨不去，令人痛烦，脓血不绝。不绝者，不得安。"[③]

从古墓沟 M35 的情况判断，古墓沟人群并未对肢骨骨折采取复位、夹板等简单合理的治疗措施。从世界范围来看，用树皮和芦苇[④]、竹子[⑤]、兽皮[⑥] 和陶片等固定患处的做法十分普遍。艾略特–史密斯（Elliot-Smith）在埃及发现一具距今 5000 年的木乃伊，用树皮、亚麻绷带固定骨折肢骨，说明其已掌握复位断骨技术[⑦]。据《赫斯特莎草纸文书》（Hearst Papyros）记载，埃及人会用夹板固定骨折的四肢；对于开放性骨折，会用止血绷带和冷敷法处理[⑧]。在美洲地区，人们用黏土包裹骨折处，待其干硬后，再用藤蔓、树皮纤维固定患处，最后用兽皮制作绷带。

古墓沟 M35 使用草药和绷带治疗骨折的做法，在民族志中是

① 《北史·长孙道生传》附《承业子子彦传》，中华书局 1974 年版，第 815 页。
② 《新五代史·苌从简传》，中华书局 1974 年版，第 520 页。
③ 南京中医学院：《诸病源候论校释》，人民卫生出版社 2020 年版，第 768 页。
④ B. R. Huber, R. Anderson, "Bonesetters and Curers in a Mexican Community: Conceptual Models, Status and Gender," *Med. Anthrop* (17), 1995, p. 23.
⑤ G. A. Carroll, "Traditional Medical Cures along the Yukon," *Alaska Medicine* (14), 1972, p. 50.
⑥ R. Fortuine, "Traditional Surgery among the Alaska Natives," *Alaska Medicine* (26), 1984, p. 22.
⑦ G. Elliot-Smith, "The most Ancient Splints," *Br Med. J.* (1), 1908, p. 732.
⑧ 〔美〕温迪·克里斯坦森：《古代埃及帝国》，郭子林译，商务印书馆 2019 年版，第 79 页。

较为常见的。尼日利亚尤鲁巴人（Yoruba）在处理骨折时，使用绷带和草药。绷带可固定复位，而草药主要用来热敷，每天更换一次。类似做法也见于古希腊人的描述："绷带必须三天一换，第七日后需要更紧的绷带。"[1] 在中世纪的欧洲，多用紫草科植物"康复力花"（Comfrey）、"紫罗兰"（violet）、"三色堇"（pansy）治疗骨折[2]。在埃及前王朝和旧王国时期，常外敷蜂蜜来处理骨折的开放性伤口，以防止感染。[3] 古罗马人相信热海水能加速骨折愈合，多采用海水沐浴法疗伤[4]。

　　我国传统医学中，常用透骨草、沉香、马钱子、骨碎补、花椒、黄芪粉等植物外敷治疗骨折[5]。如殷墟花园庄东地 54 号墓，墓主左股骨创伤，其他部位肌肉组织已朽尽，但花椒覆盖处却被干化、保留至今，说明花椒曾被有意敷于伤口之上[6]。马王堆三号墓出土《五十二病方》记载，黄芪粉能处理开放性骨折伤口。目前古墓沟 M35 绷带上的草药成分尚未进行鉴定，未来的研究需格外关注[7]。（图 11.16）

　　至早期铁器时代，新疆考古所见骨折案例仍未见复位处理，错位愈合十分普遍。如巴里坤县东黑沟墓地 93BYJHM 8，个体左股骨下端

---

① 〔意〕阿尔图罗·卡斯蒂廖尼：《医学史》，程之范、甄橙主译，译林出版社 2013 年版，第 161 页。

② W. Bonser, *Medical Background to Anglo-Saxon Englend*, London: Wellcome Institute, 1963, p. 173.

③ 〔美〕谢尔登·沃茨：《世界历史上的疾病与医学》，张炜译，商务印书馆 2017 年版，第 24 页。

④ 〔古罗马〕普林尼：《自然史》，李铁匠译，生活·读书·新知三联书店 2018 年版，第 300 页。

⑤ 南京中医药大学编著：《中药大辞典》，上海科学技术出版社 2006 年版。

⑥ 何毓灵：《殷墟花园庄东地 M54 墓主再研究》，载中国社会科学院考古研究所：《三代考古》，科学出版社 2013 年版，第 110—117 页。

⑦ 马王堆汉墓帛书整理小组：《五十二病方》，文物出版社 1979 年版，第 82—92 页。

内侧错位性骨折，已愈合①。沙湾县大鹿角湾墓地 M 46 右侧股骨骨折，错位性愈合；大鹿角湾墓地 M 66 右侧臂肘关节骨折，错位性愈合②。通过病理分析可知，上述骨折案例均未进行及时的复位处理，最终导致错位性愈合，并留下终身残疾。一般情况下，严重骨折患者愈期 3 个月内无法生活自理。从以上状况分析，患者伤后恢复良好，应受到悉心照料，说明新疆早期人群已掌握一定的骨折护理知识。

四、假肢安装与使用

人类使用假肢的历史，可追溯至公元前二千纪的印度史诗《梨俱吠陀》（Rigweda）。此外，学界在公元前 16—前 11 世纪的埃及木乃伊身上，发现了木制手臂、阴茎和脚，均为死后安装。按照古埃及葬俗，肢体残缺者须完整入葬，否则来世将失去健全肢体③。在新疆小河墓地发现了用胡杨木代替四肢、躯干的现象，但其"假肢"是象征性的，不具有实用功能④。2000 年，河南安阳殷墟花园庄东地 54 号墓出土一件青铜假手，残长 13.2 厘米，宽 6.8 厘米。2018 年，瑞士伯尔尼州（Kanton Bern）出土一件由青铜、黄金制成的"假手"，年代为公元前 1500—前 1400 年。

目前经科学验证的最早假肢是"格雷维尔大脚趾"（Greville Chester Great Toe），出土于埃及，由亚麻布、胶水和灰泥等混合材料制成，

① 魏东：《青铜时代至早期铁器时代新疆哈密地区古代人群的变迁与交流模式研究》，科学出版社 2017 年版，第 78 页。
② 王瑟：《拂去沙尘——丝绸之路新疆段的历史印迹》，生活·读书·新知三联书店 2018 年版，第 282—283 页。
③ W. V. James, et al., "The History and Development of Artificial Limbs," *Eng. Med.* 11(4), 1982, pp. 155-161.
④ 刘学堂：《新疆史前宗教研究》，民族出版社 2009 年版，第 167—175 页。

主人为祭司之女，年代是公元前 600 年①。（图 11.17）另一件假肢是"罗马凯普阿假腿"（Roman Capua Leg），出土于意大利，由铜和木制成，年代为公元前 300 年。据希罗多德《历史》记载，普拉蒂亚（Plataea）战役中曾有安装假肢的希腊战士参战②。公元 1 世纪罗马学者普林尼（Plinius）记录，士兵马尔库斯·塞吉乌斯（Marcus Sergius）在战斗中失去右手，工匠为他安装了铁手③。

中国古代制造假肢的历史可追溯至春秋时代。《左传·昭公三年》载：齐景公"繁于刖刑"，市面大量需求"踊"（假肢脚），导致"踊贵屦贱"④。另据《战国策》载：赵国名将李牧有腰疾，见赵王行礼时手不及地，"故使工人为木材以接手"，"伪饰假肢"⑤。

2007 年，新疆吐鲁番胜金店墓地 M2 出土一件公元前 200—前 50 年的假腿。墓主为中年男性，左下肢胫、腓和膑骨严重病变，无法行走。假肢随葬于墓主身侧，上半部为夹板，与墓主股骨等长，竖排分布 2 列圆孔，孔中有皮绳，用以固定大腿。假肢中部有连杆，与固定板间用皮绳捆绑，防止松动滑脱。底部为支撑板，安装有特制的牛角套，内装马蹄（驴蹄）一节，代替下肢活动。⑥（图 11.18）

胜金店 M2 假肢与"格雷维尔大脚趾"、"凯普阿假腿"的区别在于，后者均为截肢后安装，而胜金店 M2 患者并未截肢。众所周知，

① 〔英〕夏洛特·罗伯茨：《人类骨骼考古学》，张全超、李默岑译，科学出版社 2021 年版，第 209 页。
② 〔古希腊〕希罗多德著：《历史》，王以铸译，商务印书馆 2016 年版，第 94 页。
③ 〔古罗马〕普林尼著：《自然史》，李铁匠译，上海三联书店 2018 年版，第 287 页。
④ 刘利、纪凌云译注：《左传》，中华书局 2007 年版，第 250 页。
⑤ 何建章：《战国策注释》，中华书局 1990 年版，第 280 页。
⑥ 吐鲁番学研究院：《新疆吐鲁番市胜金店墓地发掘简报》，《考古》2013 年第 2 期，第 29—55 页。新疆吐鲁番学研究院：《新疆吐鲁番胜金店墓地 2 号墓发掘简报》，《文物》2013 年第 3 期，第 20—24 页。

截肢手术存在短期内大出血的风险。在抗生素发明之前，细菌感染引发的败血症是截肢患者死亡的主要原因。因此，胜金店 M2 的处理方式有利于降低潜在风险。另外，若 M2 患者左膝以下被切除，可能会出现被切除一侧肢体的废用性萎缩。病理分析可知，M2 墓主左侧股骨并未明显变小，肌肉附着度未减弱，说明墓主曾长期使用假肢活动，假肢两端的磨痕也印证了上述结论。这一情况说明，胜金店 M2 假肢的安装符合现代医学所提倡的人文关怀，并与我国古代的"孝道"原则相符——"身体发肤，受之父母，不敢毁伤，孝之始也"。类似假肢亦见于吉尔吉斯共和国拿勒河西岸乌孙墓中，苏联学者认为是汉代中原医学西传的结果[1]。由此可知，至公元前第一千纪晚期，随着中原文化的不断西传，儒家思想已开始对西域早期医学实践产生影响。

五、巫术与咒语

已知最早的巫医形象出现于距今 20 万年的法国阿列日省（Ariège）洞穴内，学界认为岩画中头戴鹿角的人物正是早期的巫医形象[2]。在距今 5300 年前的奥茨冰人皮肤上，考古学家发现了 50 余处文身图案，平行分布于手腕、小腿、右膝和腰椎两侧，文身处有木炭涂抹痕迹，采用了类似压针和灸烧的疗法，类似于中国传统医学中的针灸。有学者认为，这些文身并非象征性或审美性的，而是具有功能性的巫术医疗。大部分文身被衣物和靴子覆盖，正常状况下难以暴露。X 光和 CT 扫描显示，冰人脊柱、膝盖和脚踝存在明显的退行性关节

---

[1] История Киргизской ССР. Фр.1984г. Vol.1, с.164.

[2] 〔英〕保罗·G. 巴恩：《剑桥插图史前艺术史》，郭小凌、叶梅斌译，山东画报出版社 2004 年版，第 74—75 页。

病变，其文身即位于疼痛部位，或是一种安慰性的心理疗法①。

在埃及神话中，"健康之神"托特（Thoth）治愈了荷鲁斯（Horus）和赛特（Set）的创伤。赫美斯·特来迈吉斯特（Hermes Trismegistus）神治疗眼疾，上埃及的"治愈女神"塞赫曼特（Sechmet 或 Sekhmet）主要掌管妇科疾病。塞赫曼特是一个狮头女神，头戴假发，头顶日轮，同时她还是"战争女神"。当瘟疫爆发时，人们会祈求塞赫曼特以免受病痛之苦②。当有人患病时，患者及家属会向塞赫曼特祭司求助，通过巫术活动治愈疾病。女神伊西斯（Isis）具有起死回生的法术，据《亡灵书》记载，木乃伊被涂以红色，可以使逝者重生，因为红色是血液的颜色，红宝石是辟邪之物，象征伊西斯的鲜血③。

在古埃及，巫术及咒语是最重要的医疗手段。关于巫术与医学的关系，《埃伯斯文书》有一段看似自相矛盾却蕴含哲理的描述："当巫术辅助医学，巫术有效；当医学辅助巫术，医学有效。"根据纸草文书的记载，埃及人遭遇疾病时，首先使用祈祷、咒语与巫术，其次才会寻求医生的检查与治疗。已知医学文献《卡昆（Kahun）医学纸草文书》中，记录了大量千奇百怪的巫术处方和咒语④。据纸草文书记载，埃及第三王朝祭司伊姆霍特普（Imhotep），因善于巫术咒语被埃及人尊为"医神"，并为他专门建立神庙。在一封公元前 1243 年拉美西斯二世（Ramesses II）写给赫梯国王哈图西里三世（Ḫattušili III）的信中，拉美西斯答应为哈图西里三世的妹妹派出"一位权威的祭司

---

① 〔德〕赫尔曼·帕辛格：《考古寻踪：穿越人类历史之旅》，宋宝泉译，上海三联书店 2019 年版，第 89—91 页。

② 〔英〕加里·J. 肖：《埃及神话》，袁指挥译，民主与建设出版社 2018 年版，第 12 页。

③ 〔意〕阿尔图罗·卡斯蒂廖尼：《医学史》，程之范、甄橙主译，译林出版社 2013 年版，第 44—45 页。

④ 1889 年由皮特里（Flinders Petrie）发现于法尤姆（Faiyum），属于埃及十二或十三王朝（公元前 2000—前 1800 年）时期。从破译内容看，主要记述的是妇科疾病。

和一位专业的医生"，"他们将准备药物来帮助她生育子女"①。

　　除了咒语外，古埃及人还使用护身符进行疗伤。在埃及木乃伊的颈部、上臂、手腕、小腿、脚踝等处，考古学家发现了大量的护身符（meket），用以抵御恶灵和病魔。《不列颠医学杂志》（*British Medical Journal*）关于拉美西斯三世木乃伊的研究证实，拉美西斯三世因割喉而亡，其颈部伤口还放置了一枚"荷鲁斯（Horus）之眼"护身符，以确保其伤口尽快愈合，可惜护身符未能挽回他的性命②。类似的习俗在地中海沿岸十分流行，如古希腊人将鲨鱼牙制成项链佩戴，用以驱除"疟疾之神"。

　　在美索不达米亚，最古老的医神是月神（Sin），负责掌管草药生长。在巴比伦出土的医学陶片中提到，月光下采摘的植物具有神奇的药效。古巴比伦时期，人们崇拜"巫术之神"马杜克（Marduk），认为他的咒语能预防百病。据巴比伦祭司贝若苏（Berossus）所著《巴比伦·迦勒底史》记载，巴比伦人崇拜的"治愈之神"俄安内（Oannes），其形象是一个背上布满鱼鳞、半人半鱼的怪物。亚述人信仰"医疗及科学之神"纳布（Nabu），相信他能让人抵御疾病。

　　除医神信仰外，美索不达米亚人认为医生可分为两类：第一类称阿什普（ashipu），通过魔法、咒语驱除身体里的"魔鬼"，可治愈胃痛、头痛等疾病；第二类称阿苏（asu），意为"知水性的人"，通过外科手术、草药治病。通常病人先寻求阿什普来治病，如果治疗无效，才会转而求助于阿苏③。考古发现证明，美索不达米亚医生具有专

---

① 〔英〕西蒙·蒙蒂菲奥里：《书信中的世界史》，王涛译，湖南人民出版社 2020 年版，第 81—82 页。

② 〔美〕埃里克·H. 克莱因：《文明的崩塌：公元前 1177 年的地中海世界》，贾磊译，中信出版集团 2018 年版，第 197 页。

③ 〔美〕芭芭拉·A. 萨默维尔：《古代美索不达米亚诸帝国》，李红燕译，商务印书馆 2017 年版，第 148 页。

门的印章。如古地亚（Gudea）王时期的印章上，刻有"健康之神"
尼努塔（Ninurta）或阿达尔（Adar）手持医疗器械的形象。在上述印
章上，外科医者的姓名排在阿苏之后，说明外科医者的地位比药物医
者更低[①]。

　　巴比伦的医学思想主要建立在巫术之上。公元前 1000 年，巴
比伦王国已出现专门祛病的咒语集《驱邪书》（*The Manual of the
Exorcist*），作者为御医埃萨吉尔-金-阿普里（Esagil-kin-apli），书中
详细记载了祛病的仪式、符咒、征兆与练习方式。此外，他还著有
《诊断集》（*Diagnostic Handbook*，Sakikku），记载了大量占卜疾病和
"送瘟神"的方法，类似巫术亦见于犹太经典《塔木德》。据《塔木
德》记载，"男女恶鬼"会导致各种精神病和炎症，因此犹太教至今
仍保留有悬挂羊皮纸咒语的习俗，以防"病魔"钻门而入[②]。

　　美索不达米亚的护身符上常刻有蛇的形象。据《吉尔伽美什》记
载，蛇因偷吃仙草而蜕皮永生，因此蛇在美索不达米亚具有健康与
医疗的含义。另外，在古巴比伦（前 1894—前 1595）和加喜特王朝
（前 1595—前 1158）时期，美索不达米亚人常用黑白相间的玛瑙制成
眼形珠饰，起着类似"荷鲁斯之眼"辟邪、祛病的作用。

　　阿契美尼德王朝时期，有专门实施咒语的巫医。古代波斯人认
为，疾病与恶神安格拉·曼纽（Angra Mayniu）[③]代表邪恶、愚蠢和
黑暗。在长寿女神阿美利泰普（Ameretap）的果园里，种植了大量治
愈疾病的草药。此外，还有相应的医神色力达（Thrita）和色瑞托纳

---

① 〔意〕阿尔图罗·卡斯蒂廖尼：《医学史》，程之范、甄橙主译，译林出版社 2013 年版，
　　第 33—34 页。

② 〔意〕阿尔图罗·卡斯蒂廖尼：《医学史》，程之范、甄橙主译，译林出版社 2013 年版，
　　第 70 页。

③ 安格拉·曼纽也称阿里曼（Ahriman）。

（Thraetona）。据琐罗亚斯德教经典《阿维斯塔》记载，琐罗亚斯德教内有三类医者：第一类是用手术刀治病的医生，即外科医生；第二类是用药物治病的医生，即药剂师；第三类是用咒语和宗教仪式治病的医生，即宗教医生。《阿维斯塔》比较了三种医生的优劣：“如果几位医者一起给患者治病……那么，就让那位用神的语言治病的医者来治病；因为这是所有医者中最高明的，他是用神的语言来治病的，最能赶走信徒身上的疾病。”①

古代印度信仰的主医神是德罕温塔里（Dhanvantari），他是众神的医生，地位较低，未见于《吠陀》的记载，只存在于《史诗》《往世书》（Purānas）和《妙闻集》中。古代印度人认为，热病是“众病之王”，主要由湿婆（Siva）发怒所致，因此必须向湿婆请罪。天花是由痘女神（Sitala）引起的，因此印度各地都建有痘女神庙。

古希腊医神阿斯克勒庇俄斯（Asklepios 或 Aeskulapius）是太阳神阿波罗之子。希腊人在使用药物时，会配合巫术治疗。病人恢复后，要通过献祭物品来感谢神灵，献祭品通常是模仿病人被治愈部位的模型。最著名的考古证据是出土于阿斯克勒庇俄斯神庙的一块献祭浮雕，描绘出一条静脉曲张的人腿，年代为公元前 400 年。据记载，苏格拉底被迫喝下毒酒后，曾要求亲友去阿斯克勒庇俄斯神庙进献一只公鸡，以期医神能让他“起死回生”。学界认为，苏格拉底饮用的可能是毒芹（Cicuta virosa L.）酒——毒芹含有大量毒芹碱，能使人呼吸麻痹，从而导致死亡。在《荷马史诗》中，也提到了巫术治疗，但主要起辅助作用。

古希腊人还崇拜半人马神基戎（cheiron 或 chiron），据说它友善

---

① 〔美〕米夏埃尔·比尔冈：《古代波斯诸帝国》，李铁匠译，商务印书馆 2015 年版，第 157—158 页。

而明智，能治疗各种疾病，并有起死回生的能力。传说基戎曾向战神阿基里斯（Achileus）传授医学知识，其得意门生即医神阿斯克勒庇俄斯。希腊神话中，阿斯克勒庇俄斯每次出诊时都携带盘有毒蛇的手杖，他把自己的医术传给女儿许革雅（Hygieia）和儿子马卡昂（Machaon）、珀达勒里欧（Podalerios）。在希腊神话中，许革雅是手持神蛇和祭司钵的健康守护神。她的神殿位于雅典，被视为"预防疾病的女神"——现代医学中"卫生"（Hygiene）一词就源于此。新疆洛浦县山普拉墓地出土的"半人马挂毯"，描绘的正是医神基戎的形象，说明在中亚的"希腊化时代"医神观念已传入塔里木盆地。（图11.19）

古罗马人认为阿波罗[①]（Apollo）与马尔斯（Mars）是健康的守护神，后来又出现了对卡斯托（Castor）与波拉克斯（Pollux）的崇拜。至于一些特殊疾病，罗马人则会向一些特殊的神灵祈祷。如出现热病和瘴气时，患者会向菲波利斯（Febris）和美菲提斯（Mephitis）祈祷。露西娜（Lucina）则是妇女生产和胎儿的保护神，而穆图努斯-图图努斯（Mutunus-Tutunus）则是受孕之神[②]。

古代欧亚草原的医疗活动与萨满教密切相关。萨满教中有一种"生命树"崇拜，当有人患病时，萨满将病人的衣服挂于树上，以求患者能尽快康复[③]。在德鲁伊（Druids）教派的信仰中，也存在类似"生命树"的灵草崇拜。在庞贝城壁画中，仍保留有灵草崇拜的图像。

[①]　阿波罗是"太阳神"，也是"瘟疫之神"，如在《伊利亚特》中"阿波罗给围攻特洛伊的希腊军队降下瘟疫"。详见〔美〕戴维·P. 克拉克：《病菌、基因与文明——传染病如何影响人类》，邓峰、张博、李虎译，中信出版集团2020年版，第27页。

[②]　〔意〕阿尔图罗·卡斯蒂廖尼：《医学史》，程之范、甄橙主译，译林出版社2013年版，第188—189页。

[③]　〔罗马尼亚〕米尔恰·伊利亚德：《萨满教：古老的入迷术》，社会科学文献出版社2018年版，第215—252页。

现代新疆游牧人群仍保留着"生命树"信仰，当有亲人患病时，家属会将白布条或白毛巾捆绑在附近的大树上，以求患者早日康复。

殷墟甲骨文中，有大量关于疾病、医疗内容的卜辞，如关于病患的贞卜以及与疾病相关的鬼神祭祀、祈祷等。[①]《黄帝内经》载："疾毒言语轻人者，可使唾痈祝病。"[②]"唾痈"是指用祝由疗法来治疗痈疽之类的恶疾。《论衡·言读篇》有类似的医疗巫术："南郡极热之地，其人祝树树枯，唾鸟鸟坠。巫咸能以祝延人之疾、愈人之祸者，生于江南，含烈气也。"[③]《论衡·书虚篇》提到齐桓公治疗坏疽的巫术："妇人于背，女气疮可去，以妇人治疽。"[④] 在新疆古墓沟、小河、焉布拉克、五堡等墓地曾出土过大量木雕神像，或与巫术治疗有关。近年入藏西安碑林博物馆的《唐度支解县会商场官裴实女霓卿墓志铭》中，记载了"针砭""药饵""巫觋""祷祝"四种医疗手段，其中"巫觋""祷祝"均为与巫术相关的医疗行为[⑤]。

符箓是中国传统巫术的一种重要形式，分为山、医、卜、命、相共"五术"。在鄯善县苏贝希三号墓地 M25 墓主，中年男性，仰面直身，双手紧握成拳状，面部狰狞，表情痛苦。胸口见一菱形皮符，其上饰火焰纹图案，或与医疗作用有关。（图 11.20）

蜻蜓眼玻璃珠也具备巫术的作用，被用来处理伤口（护身符）。如尼雅 95 一号墓地 M3 发现的蜻蜓眼玻璃珠，出土时贴身斜背于 M3A 男性干尸创口处，男尸肩颈部伤口为开放性利器伤，长 14 厘

---

① 彭邦炯：《甲骨文医学资料释文考辨与研究》，人民卫生出版社 2008 年版，第 54 页。

② 中国中医科学院研究生院：《黄帝内经·灵枢注评》，中国中医药出版社 2011 年版，第 413 页。

③ 黄晖：《论衡校释》，中华书局 1990 年版，第 950 页。

④ 黄晖：《论衡校释》，中华书局 1990 年版，第 198 页。

⑤ 西安碑林博物馆：《西安碑林博物馆新藏墓志续编》，陕西师范大学出版社 2014 年版，第 633—634 页。

米，已深入肌肉组织。[1] 学界认为，"这种穿戴法具有辟邪作用"[2]，属于护身符。根据出土情境推测，墓主在受伤后曾将蜻蜓眼玻璃珠斜置于伤口附近，用以疗伤，但因伤势过重，不治身亡。在古代西域，蜻蜓眼玻璃珠具备一定的祛病功能，其流行与古代地中海沿岸的"恶眼"（Evil eye）巫术有关 —— 人们相信眼睛充满邪恶的力量，佩戴类似珠饰能治疗恶疾。[3]（图 11.21）

　　人类学界对于巫术医疗的研究成果颇丰。根据民族志材料，非洲西部洛比人（Lobi）将巫医称为"布尔"（buor），他们使用"巴提巴斯"（batebas）木雕神像诊断病情。当有人生病时，巫医会在神像前握紧病人的手，向神像祈求神谕，寻找祛病的办法。在南美、太平洋及非洲的一些地区，人们通过在胸前或颈部佩戴符咒、人骨和动物爪牙来治疗疾病。某些部落甚至以宗教性舞蹈中的特殊动作来模仿疾病，已达到祛病的效果，如纳瓦霍人（Navaho）和桑人（San）的驱魔舞等。在东南亚一些地区，人们生病时会寻找某些动物或植物来替代自己，甚至以吞食动物内脏或杀死动物作为治疗疾病的方式[4]。在吐鲁番洋海墓地曾发现有死刺猬随葬的现象，部分墓葬还放置陶刺猬或木刺猬[5]，这一文化现象或与欧亚草原流行的"瘟疫先知"巫术有关。（图 11.22）

---

[1]　新疆文物考古研究所：《尼雅 95 一号墓地 3 号墓发掘报告》，《新疆文物》1999 年第 2 期，第 1—26 页。

[2]　王炳华主编：《新疆古尸 —— 古代新疆居民及其文化》，新疆人民出版社 2002 年版，第 120 页。

[3]　〔英〕玛丽·道布森：《疾病图文史：影响世界历史的 7000 年》，苏静静译，金城出版社 2016 年版，第 145 页。

[4]　〔英〕史蒂夫·帕克：《DK 医学史：从巫术、针灸到基因编辑》，李虎译，中信出版集团 2019 年版，第 91 页。

[5]　吕恩国、张永兵：《从洋海墓地的萨满巫师墓解析新疆的萨满教遗存》，载李肖：《考古所见古代新疆地区的东西方文明交流》，科学出版社 2020 年版，第 74 页。

六、药物

人类使用药物的历史可上溯至距今6万年的伊拉克沙尼达尔（Shanidar）尼安德特人 I 号和 IV 号墓葬[1]。索莱克齐（Solecki）、列塔瓦（Lietava）等学者对墓中出土植物的研究表明，它们可能是人类已知最早的药物[2]。2002 年，学界对西班牙艾尔·西卓恩（EI Sidron）洞穴出土的尼安德特人牙结石进行热解—气相色谱—质谱法（Py-GC-MS）分析，发现其中残存有蓍草（milfoil）、甘菊（camomile）的植硅体（phytoliths），年代为距今3万年。蓍草、甘菊味道苦涩，但均具有止血、消炎的作用。学界认为，它们可能是人类最早认知的植物性药物。在欧洲史前晚期，考古学家发现了古人使用罂粟的证据，说明罂粟已被用于治疗疾病。另一例证据来自奥茨冰人伤口涂抹的桦滴孔菌（Piptoporus betulinus），它们具有抗菌消炎作用，能杀死鞭虫等肠道寄生虫[3]。

世界上最早的药典诞生于苏美尔（Sumer）文明，年代约为公元前3500 年。据一份公元前3000 年的泥板文书记载，苏美尔人将肉桂精油、碱性植物灰混合制剂，用于治疗皮肤病，其化学成分类似于今天的香皂。另一种抗感染药物是由乌龟壳、盐和芥末籽配制的[4]。美索不达米亚人常用的药物有橄榄、月桂、鸡尾兰、大蒜等，药方处还注

---

① R. S. Solecki, "Shanidar IV: A Neanderthal Flower Burial in Northern Iraq," *Science*, vol. 190, no. 4217, 1975, pp. 880-881.

② J. Lietava, "Medicinal-plants in a Middle Paleolithic Grave Shanidar-IV," *Journal of Ethnopharmacology*, vol. 35, no. 2, 1992, pp. 263-266.

③ 桦滴孔菌又名桦多孔菌、桦剥管菌或桦菌块的真菌块。

④ 〔美〕芭芭拉·A. 萨默维尔：《古代美索不达米亚诸帝国》，李红燕译，商务印书馆 2017 年版，第 149 页。

明药名、适用症状和服用方法。

　　古埃及人的药物与美索不达米亚类似，包括树叶、果汁、椰枣、无花果、蜂蜜、松香、蓖麻油、人奶、鳄鱼粪、蛇油等诸多成分。例如《埃伯斯文书》（*Ebers Papyrus*）记录了约 900 个药方，包括饮剂、漱口水、药膏、嗅剂等种类，涉及动物（蜥蜴血、牛奶、母象尿、苍蝇、动物脂肪和粪便等）、植物（番泻叶、苦西瓜、蓖麻油、乳香、没药树脂、罂粟、天仙子、曼陀罗、曼德拉草、蜂蜜等）、矿物三大类，共 700 余种药物，其中很多药方用蜂蜜调和 [①]。埃及人认为，蜂蜜来自太阳神的眼泪，除了作为甜味剂和食物外，可以制作药膏，治疗眼疾、皮炎和外伤。埃及人的药方建立在"经验主义"和"以形补形"的思维基础上，如《埃伯斯文书》提到"鸵鸟蛋能加速颅骨的伤口愈合"。

　　古希腊医学家希波克拉底善于使用药物，他因反对"神灵致病说"而遭到权贵迫害。现代学界认为，希波克拉底并非一个具体个体，而是一个"倡导医疗科学实践"的早期学派。在希波克拉底的医学著作中，例举了大量由食物组成的药方，包括橄榄油、蜂蜜、无花果、茴香、大蒜、洋葱、香菜、藏红花等，并进一步提出"以食为药，以药为食"的观念。希腊人用罂粟煎剂治疗疼痛、失眠及抑郁症。希腊化时期，罂粟是睡神许普诺斯（Hypnos）的化身，大量壁画中可以见到许普诺斯从装满鲜花和水果的来通中取出罂粟汁，并将其滴在疲倦者的额头上。此外，希腊人还用毒芹煎熬成汤剂或膏药，治疗痉挛、疼痛、神经炎及腺体肿大等症状。

---

① 《埃伯斯文书》出土于埃及卢克索（Luxor），手稿全长 20 米，保存于一具木乃伊的双腿间。从引言及手稿背面的日期判断，应为阿蒙诺菲斯一世（Amenophis I）时期，即公元前 16 世纪中叶，作者佚名。

古代罗马人十分重视药物的作用。成书于公元90年的《药物论》（*De Materia Medica*）中，记载了大量的药物名称与配方，作者是罗马暴君尼禄（Nero）的御医狄奥斯科里迪斯（Dioscorides）。此外，还有阿莱泰乌斯（Aretaeus）的《医书》（*Medici Libri*）、凯尔苏斯（Celsus）的《医术》（*Artes*）也涉及大量罗马时期的药物[①]。

古代波斯人的用药习惯与琐罗亚斯德教信仰有关。据《阿维斯塔》记载："阿胡拉·玛兹达神种下可医治百病的植物，它们有几百种、几千种、几万种，长满各个地方……"此外，琐罗亚斯德教祭司麻葛（magus）还将薄荷、兰香（Ocimum basilicum）等芳香类植物入药，为信徒缓解病痛[②]。

古代印度经典《梨俱吠陀》记录了上千种草药的配方，并认为水是"万能的解毒剂"[③]。约公元前1000年，肉豆蔻（Myristica fragrans）、肉桂（Cinnamomum cassia Presl）等香料被印度人用以治疗头痛、发烧、消化不良等疾病[④]。此外，印度人还使用糖、碎米、油脂、大麻来进行辅助治疗，并用酒来止痛。

人类学家斯通（Stone）列出了144种印第安人常用的药物，其中59种在现代医学中仍有使用。如美洲印第安人用石炭酸灌木（creosote bush）煮水，治疗支气管炎、肺炎；金雀花拳参（broom snakeweed）浸泡物帮助妇女生产；柳叶马利筋（pleurisy root）祛痰润喉；山茱萸（Cornus officinalis Sieb）皮煮水通便灌肠；马薄荷（horsemint）治疗牙

---

① 〔英〕莱斯莉·阿德金斯、罗伊·阿德金斯：《古代罗马社会生活》，张楠等译，张强校，商务印书馆2017年版，第278、283、285页。
② 〔美〕米夏埃尔·比尔冈：《古代波斯诸帝国》，李铁匠译，商务印书馆2015年版，第157—158页。
③ 〔意〕阿尔图罗·卡斯蒂廖尼：《医学史》，程之范、甄橙主译，译林出版社2013年版，第87页。
④ 〔日〕宫崎正胜：《味的世界史》，安可译，文化发展出版社2020年版，第105—109页。

周炎和头痛；黄刺蓟（yellow-spined thistle）花朵煮水治疗烧伤、褥疮等皮肤病；雪松芽和嫩叶煮水漱口可缓解喉咙疼痛。另一些部落用拟荆芥（Nepeta cataria，或称"猫薄荷"）来平胃止吐，用柳树皮（含有乙酰水杨酸）来止痛消肿，用金缕梅来治疗烫伤和烧伤，用马替草（yerba maté）和瓜拉纳（guarana）来清热解毒，用曼陀罗花来麻醉病人①。

我国中原地区最早的药物可追溯至 1973 年河北藁城台西村商代遗址出土的药用桃仁和郁李仁②。夏雷鸣③、谢明思、王炳华④等认为，小河墓地与古墓沟出土的随葬麻黄也属于药用植物。王兴伊指出，汉代医方中出现麻黄成分与西域早期医学向内地传播有关⑤，并影响到日本古代医学⑥。与此同时，中原医方也通过丝绸之路向西传播，如楼兰古城出土的汉文"蛇床子散"残片源自张仲景《金匮要略》；汉晋西域长史府 LA 古城出土的"发寒散"源自张仲景《伤寒论》⑦；武威汉代医简"治鲁氏青行解解腹方"、张家界古人堤"治赤穀方"可能与大月氏"蓝氏城"及乌孙"赤谷城"有关⑧。在西域药材传入的同时，

① 〔英〕史蒂夫·帕克：《DK 医学史：从巫术、针灸到基因编辑》，李虎译，中信出版集团 2019 年版，第 91 页。
② 河北省博物馆台西发掘小组、河北省文管处台西发掘小组：《河北藁城县台西村商代遗址 1973 年的重要发现》，《文物》1974 年第 8 期，第 42—49 页。
③ 夏雷鸣：《古楼兰人对生态环境的适应 —— 罗布泊地区墓葬麻黄的文化思考》，《新疆师范大学学报（哲学社会科学版）》1997 年第 1 期，第 27 页。
④ Mingsi XIE, Yimin YANG, Binghua WANG, "Interdisciplinary Investigation on Ancient Ephedra Twigs from Gumugou Cemetery (3800b.p.) in Xinjiang Region, Northwest China," *Microscopy Research and Technique*, 2013, pp. 1-10.
⑤ 王兴伊：《"麻黄"药用及文化遗存考辨》，《中医药文化》2018 年第 1 期，第 28—37 页。
⑥ 梁永宣：《日本出土刻有"西州续命汤"的木简》，《中华医史杂志》2007 年第 4 期，第 203 页。
⑦ 王兴伊：《瘟疫与丝路贸易 —— 以东汉末年大瘟疫"伤寒"为中心》，载张勇安：《医疗社会史研究》第九辑，社会科学文献出版社 2020 年版，第 16 页。
⑧ 王兴伊：《两张简牍医方与月氏迁徙及"麻黄"传布考》，《中医药文化》2020 年第 2 期，第 75—84 页。王兴伊：《张家界古人堤出土木牍"治赤穀方"源自西域乌孙考》，《图书馆杂志》2018 年第 10 期，第 110—115 页。

中原药材也开始出现于西域地区。如洛浦县山普拉墓地出土的薄荷叶[①]及吐鲁番胜金店墓地出土的青蒿[②]，都与汉代中原医方的西传有关。此外，新疆青铜时代至早期铁器时代的墓葬中，还出土有黑枸杞、黑豆、骆驼刺、胡杨叶、菘蓝、薏仁、苜蓿、酸枣、芜菁等数十种植物遗存，其用途尚不明晰，有待于进一步探讨。

七、小结

综上所述，新疆青铜时代至早期铁器时代的医疗活动具有明显的地域特色，与欧洲、西亚及美洲地区皆有明显区别。例如新疆的开颅术主要为刻切法，而欧洲多为刮削法，南美洲常见环锯法[③]，其中刻切法、刮削法常见于公元前第一、二千纪的我国北方地区，如山东广饶傅家 M 392[④]、河南殷墟后岗 M 9:7[⑤]、青海民和阳山 M 70 和 M 73[⑥]、甘肃永昌西岗柴湾岗 YSHM 15[⑦]、黑龙江泰来平洋 M 11[⑧] 等。新疆发现的案例在年代上要整体晚于我国北方地区，其技术方法又存在多样

---

① 郭物：《汉唐时期边疆地区民族考古遗存》，载李肖：《考古所见古代新疆地区的东西方文明交流》，科学出版社 2020 年版，第 32 页。

② Huan Liu, Xiaofei Tian, et al., "The Discovery of Artemisia Annua L. in the Shengjindian Cemetery, Xinjiang, China and Its Implications for Early Uses of Traditional Chinese Herbal Medicine Qinghao," *Journal of Ethnopharmacology* (146), 2013, pp. 278‑286.

③ C. A. Robertset, et al., "Review of Trepanations in British Antiquity Focusing on Funerary Context to Explain Their Occurrence," in R. Arnott, S. Finger, and C. U. M. Smith(eds), *Trepanation: History, Discovery, Theory*, Lisse: Swets and Zeitlinger, 2003, pp.56‑78.

④ 韩康信：《在山东广饶发现 5000 余年前开颅术证据》，《中国文物报》2001 年 8 月 26 日，第 5 版。

⑤ 韩康信、谭婧泽、何传坤：《中国远古开颅术》，复旦大学出版社 2007 年版，第 8 页。

⑥ 韩康信：《民和阳山》，文物出版社 1990 年版，第 160—173 页。

⑦ 甘肃省文物考古研究所：《永昌西岗柴湾岗——沙井文化墓葬发掘报告》，甘肃人民出版社 2001 年版，第 244 页。

⑧ 潘其凤：《平洋墓葬》，文物出版社 1990 年版，第 187—235 页。

性，应是多种文化共同作用的结果，但受甘青地区的影响最为突出。此外，新疆青铜时代大量使用麻黄的现象也未见于其他地区，或与新疆独特的自然环境及植物资源密切相关。作为"史前丝绸之路"的枢纽，新疆早期的医疗活动必然受到周边区域的影响。例如大麻的用法，应是受到欧亚草原、中亚及印度传统的浸染；而假肢的安装与使用却受到中国古代儒家思想的熏陶。

当然，新疆早期人群的医疗活动有许多原始之处，如对骨折的简单处理，未能进行有效的复位和固定。另外，对于胸腹部手术的缝合方式也过于粗糙。需要强调的是，新疆早期人群的医疗实践并非建立在现代科学与医学的基础上，而是"原始性、经验性和风险性并存的"①，甚至还有明显的巫术性质。正如《灵枢·经水》虽记载了解剖学知识②，但其解剖与现代医学之解剖不能完全等同③，因此新疆考古所见的医疗行为恰好反映出早期人类医疗实践的主要特征。

目前，新疆早期人群的医疗实践研究尚处于起步阶段，有许多问题亟待解决：

（1）大量古尸和人骨需要进行古病理学鉴定与研究，如有学者提出东汉末年中原地区爆发的流行性"伤寒"，或为虫媒病毒引起的"新疆出血热"④，借助对新疆古尸、人骨的研究能推动医疗疾病史的进一步发展。国际学界对"泥炭鞣尸"⑤（tanned cadaver in peat bog）的

---

① 于赓哲：《唐代疾病、医疗史初探》，中国社会科学出版社2011年版，第251—275页。
② 《黄帝内经》载："若夫八尺之士，皮肉在此，外可度量切循而得之，其死，可解剖而视之。"详见中国中医科学院研究生院：《黄帝内经·灵枢注评》，中国中医药出版社2011年版，第92页。
③ 李建民：《华佗隐藏的手术——外科的中国医学史》，东大图书股份有限公司2011年版，第40页。
④ 付滨、孟琳、高常柏：《从疾病演变史探"伤寒"原义》，《河南中医》2007年第5期，第1—5页。
⑤ 泥炭藓（sphagnum moss）产生一种泥炭藓胶状聚合物（sphagnan），阻碍细菌生长。另外"sphagnan"可作为皮革鞣剂，使尸体皮肤呈现棕色，骨骼会变形甚至缺失。

研究已成果丰硕，探讨了"艾琳女士"（Elling Woman）、"图伦男子"（Tollund Man）、"温德比男孩"（Windeby Boy）、"哈尔德莫斯妇女"（Huldremose Woman）、"格勒巴尔男子"（Grauballe Man）、"林铎男子"（Lindow Man）、"克罗尼卡万人"（Clonycavan Man）、"古克洛根人"（Oldcroghan Man）等[1]，为探讨欧洲史前人群的疾病考古与文化习俗提供了大量资料。

（2）新疆青铜时代至早期铁器时代墓葬中，常见袋装粉末、干化植物与动物随葬的现象，此类遗存可能与药物有关，如常见的苜蓿、蛇蜕、黑枸杞、苦豆子、甘草、骆驼刺等，需要进一步的科学分析与研究。近年来，学界已对胜金店墓地出土青蒿的药用价值进行过探讨[2]，未来该领域会大有作为。

（3）新疆早期人群的医疗巫术及咒语的研究尚处于起步状态，在缺乏文字记载的情况下，巫术医疗也借助考古发现进行研究。以小河墓地北区第4层M15为例，墓主腹部放置有"7条蛇壳（蛇体）"，应属于一种医疗巫术。蛇在人类文明史上，一直视作医疗的象征。古埃及医疗女神塞赫迈特（Sekhmet），即以狮首蛇冠的形象出现。在美索不达米亚，蛇因蜕皮永生而被赋予独特的医疗含义。古希腊人所推崇的医神阿斯克勒庇俄斯手中的双蛇神杖，直到今天在西方仍是医学的象征[3]。另外，在扎滚鲁克、胜金店、山普拉等墓地出土的干尸皮肤上，均发现有各种图案的纹身，此类纹身的巫术性质需要进一步探讨。

---

① 〔波兰〕彼得·柏伽基：《蛮族世界的拼图：欧洲史前居民百科全书》，朱鸿飞译，中国社会科学出版社2021年版，第132—138页。

② Huan Liu, Xiaofei Tian, et al., "The Discovery of Artemisia Annua L. in the Shengjindian Cemetery, Xinjiang, China and Its Implications for Early Uses of Traditional Chinese Herbal Medicine Qinghao," *Journal of Ethnopharmacology* (146), 2013, pp. 278-286.

③ 新疆文物考古研究所小河考古队：《罗布泊小河墓地考古发掘的重要收获》，《吐鲁番学研究》2005年第1期，第114—119页。

　　另外，新疆早期铁器时代墓葬封堆及祭祀遗迹，常使用白、黑、黄三色石块堆砌，而雅利安人（Aryan）有用颜色表示阶层及医疗活动的习俗：（1）白色代表最高统治者，使用符咒治疗疾患；（2）红色代表军人阶层，使用手术治疗疾病和创伤；（3）黑色、蓝色代表牧民和农民，使用草药治病。[①] 乌兹别克斯坦学者阿斯卡洛夫（Askarov）认为，"三分世界观"是拜火教信仰的重要特征，如在《阿维斯塔》中，阿娜希塔（Anahita）女神、阿胡拉·马兹达（Ahura Mazda）与密特拉（Mithras）被尊称"三联神"（Triad）[②]，"三分世界观"神学体系构建了欧亚草原早期巫术思想的核心。

　　综上所述，新疆早期人群的疾病考古研究需要学界站在新的高度去审视材料，对研究者的能力与水平提出了更高的要求。新疆考古是中国考古学的一个重要分支，未来也是中国考古学走向世界学术前沿的桥头堡。

---

① J. P. Mallory, *In Search of the Indo-European: Language, Archaeology and Myth*, London: Thames and Hudson, 1989, pp. 130-135.

② A. H. 丹尼、V. M. 马松：《中亚文明史》第一卷，芮传明译，中国对外翻译出版公司、联合国教科文组织 2002 年版，第 350 页。

结　语

　　冲突是人类发展的主题。冲突的类型多种多样，包括人地冲突、群体冲突、个体冲突以及个人与群体间的冲突。考古研究显示，当气候变化引发食物匮乏时，各类冲突就会加剧爆发，并最终在人类的遗骸上加以体现。[①] 人地矛盾最集中的表现是疾病。通过疾病考古，考古学家能了解疾病产生的原因。另外，出于"自私的基因"，暴力也会成为一种解决矛盾的手段[②]。作为激烈冲突的表达方式之一，暴力的最高形式是战争 —— 一种群体间非个人化的致命行为。随着人口压力的增长，社会复杂化的加剧，战争和暴力愈加频繁，人群的健康状态也出现恶化的趋势。尽管暴力不是人类的天性，但"适者生存"却是自然的不二法则。因此，暴力遗留在人类骨骼上的证据成为考古学家关注的话题。

　　考古学为探究人类历史提供了关键证据，而疾病考古很大程度上是研究生存压力的一种方法。人对环境的适应是一个长期的过程，其结果表现在生理结构和文化形态两个方面。以智利北部海岸公元前5000 年的新克罗（Chinchorro）文化为例，当地男性外耳道普遍存在

---

① Solomon M. Hsiang, et al., "Civil Conflicts Are Associated with the Global Climate," *Nature* (476), 2011, pp. 438-441.

② 〔英〕理查德·道金斯：《自私的基因》，卢允中、张岱云等译，中信出版集团 2020 年版，第 78—81 页。

外生骨疣现象。考古学家指出，新克罗人是渔民和海洋采集者，需要长期潜水捕鱼，外耳道骨疣是适应冰冷环境和海水压强的一种适应性变异。由于狩猎采集生业模式提供了充足的食物，新克罗人的整体健康状况良好，极少有疾病和暴力迹象，儿童和婴儿的木乃伊皆被精心装扮，表明阶级分化并不明显 [1]。

适应性依赖于有利变异，而有利变异是随机产生的。体质人类学研究表明，安第斯印第安人和青藏高原的藏民都能适应高海拔、低氧的自然环境，但二者生理结构却存在巨大差异。安第斯印第安人进化出桶状胸和血液中高浓度的红细胞，而藏民有更快的呼吸频率、血红蛋白携氧量更高。同样生活在高原地带，二者的生理状况却完全不同 [2]。

近年来，学界的研究成果颠覆了以往对人类线性发展模式的认识。从狩猎采集时代到早期农业时代，人类健康水平发生过一次大倒退。由于早期农民大量摄入碳水化合物，蛋白质摄入严重不足，人类平均身高降低了 12.7 厘米，婴儿死亡率直线上升，并出现狩猎采集者很少患上的脚气病、糙皮病、佝偻病和维生素 C 缺乏症 [3]。贾雷德·戴蒙德（Jared Diamond）在《枪炮、细菌与钢铁：人类社会的命运》（*Guns, Germs, and Steel: The Fates of Human Societies*）中认为，更大的区域、更多的人口意味着更多的相互竞争与冲突，"农业革命"带来了新的生存压力与社会结构的变化 [4]。学界认为，生存压力促成了社

① 〔英〕保罗·G. 巴恩：《骨文——讲述人类遗骸背后的考古故事》，张全超、夏文静译，科学出版社 2017 年版，第 204—209 页。

② 〔美〕格雷戈里·柯克伦、亨利·哈本丁：《一万年的爆发——文明如何加速人类进化》，彭李菁译，中信出版集团 2017 年版，第 46 页。

③ Jared Diamond, "The Worst Mistake in the History of the Human Race," *Discover* 8, No.5(1987), pp. 64-66.

④ Jared Diamond, *Guns, Germs, and Steel: The Fates of Human Societies*, New York: W. W. Norton, 2005, p.407.

会不平等和性别不平等。当社会出现经济不平等和阶级分化时，两性间的不平等必然加剧。[①]

事实上，有关"环境决定论"的认识由来已久。只是在古代世界，对这一"理论"的认识并非建立在科学基础之上，而是充斥着傲慢与偏见。如希波克拉底认为，"气候影响了亚洲居民的精神面貌。亚洲宜人的气候，使当地人惯于懒散、不从事艰苦的工作。他们服从暴君，全然服从别人的管理，不善于作战"。与考古发现的尚武形象不同，希波克拉底对游牧斯基泰人（Scythians）评价完全负面，"由于生活在潮湿、多雾的草原地带，春季漫长，草木稀少，蔬菜不丰，动物小而繁殖慢，居民肥胖体弱，肌肉不发达，生育能力低"。

另一个有趣的案例是古典时期罗马历史学家卡西乌斯·狄奥（Cassius Dio）对萨尔马泰（Sarmatians）人的描述："他们是一群尚未开化的野蛮人……生性好战而放荡，他们喜欢在身上涂满彩绘以便让对手望而生畏……他们活动在山地，时常居无定所，晚上睡在马车里……萨尔马泰一般以劫掠为生，以马奶混合马血为食物。"[②]然而近年对人类基因组常见遗传多态位点（HapMap）的研究表明，萨尔马泰人属于原始印欧人的一支，源自哈萨克斯坦境内的安德罗诺沃文化人群，由于马背民族高度的流动性，使他们的基因频繁出现于西欧和不列颠——换句话说，他们是许多现代欧洲人的祖先[③]。

美国学者格雷戈里·柯克伦（Gregory Cochran）和亨利·哈本丁（Henry Harpending）认为，原始印欧人及印欧语的扩张与乳糖耐受基

---

① 〔美〕罗伯特·L.凯利：《第五次开始——600万年的人类历史如何预示我们的未来》，徐坚译，中信出版集团2018年版，第209页。

② Cassius Dio, *Roman History*, vol.9, Cambridge: Harvard University Press, 1927, pp.71-80.

③ 〔美〕格雷戈里·柯克伦、亨利·哈本丁：《一万年的爆发——文明如何加速人类进化》，彭李菁译，中信出版集团2017年版，第122页。

因突变（乳糖酶 13910-T）有关[1]。由于新的畜牧模式是获取奶而非肉，制乳的畜牧者在相同面积上获得的食物质量与数量更高，每英亩所获卡路里是之前的 5 倍，所以原始印欧人群在单位面积内养活了更多的人口[2]。根据生态学原理，当相似的人群使用同等的资源时，拥有更大承载量的一方将在竞争中胜出。简而言之，原始印欧人群在单位面积的土地上养活了更多战士，为他们的武力扩张铺平了道路。

由于奶制品营养丰富，原始印欧人群在身高上占有优势。考古发现表明，欧洲早期农业人群的平均身高比原始印欧人群低 10 厘米。在冷兵器时代，身高是巨大的优势。驯化的马匹、优良的青铜武器，以及身高优势和高能量的食物，为原始印欧人群赢得战争提供了有利的条件。在与农业人群的竞争中，原始印欧人群产生了极具侵略性的战争文化。这种好战的文化基因反过来又促使原始印欧人群不断发动战争，从而成功繁衍出更多后代。

当前国际学界对于人类生物与疾病考古的研究已集中于基因领域，涉及决定肤色基因（SLC24A5）、眼睛颜色基因（HERC2）、乳糖耐受基因（LCT）等，并对古代人群的外貌及营养状况进行精准还原[3]。2012 年，美国"五角大楼"启动了一项名为"降低国防威胁的机构算法挑战"（Defense Threat Reduction Agency's Algorithm Challenge）项目，目的是应用考古遗传学来建立细菌和病毒的遗传信息，以便更好

---

① 在撒哈拉南部及南亚地区的一些族群中，也发生了乳糖酶基因的变异，但与乳糖酶 13910-T 不同。详见〔德〕约翰内斯·克劳泽、托马斯·特拉佩：《智人之路：基因新证重写六十万年人类史》，王坤译，现代出版社 2021 年版，第 110 页。

② Raymond D. Crotty, *When Histories Collide: The Development and Impact of Individualistic Capitalism*, California: Altamira Press, 2001.

③ 〔美〕格雷戈里·柯克伦、亨利·哈本丁：《一万年的爆发 —— 文明如何加速人类进化》，彭李菁译，中信出版集团 2017 年版，第 14 页。

应对生化武器的攻击①。赵丛苍教授结合我国的实际情况提出了"医学考古学"的概念，对当前相关研究的探索具有一定的学术意义与社会贡献②。

目前，学界对新疆的研究还处于起步阶段。根据生业模式与疾病考古的关系可知：（1）新疆青铜时代与早期铁器时代不同人群对各种饮食的适应度不同，因此在健康状况上会有不同体现；（2）新疆早期人群的适应性随着时间的改变而发生变化，种植新作物和运用新的食物处理方式能提高当地人群的平均营养质量；（3）从青铜时代至早期铁器时代，新疆当地人群的健康水平呈整体下降趋势；（4）混合经济生业人群健康水平优于单一模式人群，游牧人群健康水平与暴力创伤率高于农业人口；（5）青铜时代女性健康水平优于男性，至早期铁器时代发生反转或趋同，但男性创伤率始终高于女性；（6）青铜时代至早期铁器时代，新疆早期人群已掌握一定的医疗手段，惯用外科手术，存在开颅术、胸腹腔手术及麻醉药的使用，懂得安装假肢，并利用药物与巫术进行康复治疗。

---

① 〔德〕约翰内斯·克劳泽、托马斯·特拉佩：《智人之路：基因新证重写六十万年人类史》，王坤译，现代出版社 2021 年版，第 156 页。

② 赵丛苍、汶翰、张朝：《医学考古学初论》，《文物》2020 年第 12 期，第 60—65 页。

图　版

图1.1　新疆维吾尔自治区地图

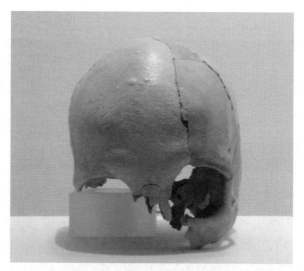

图 I.2 新疆维吾尔自治区博物馆藏阿图什人头骨（作者拍摄）

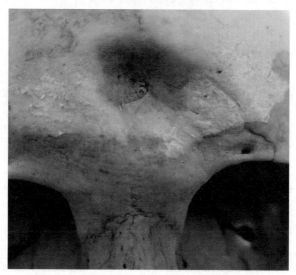

图 1.1 胜金店墓地 07TSM 32:B 额骨塌陷性骨折
（引自《新疆吐鲁番胜金店墓地人骨研究》，第 55 页）

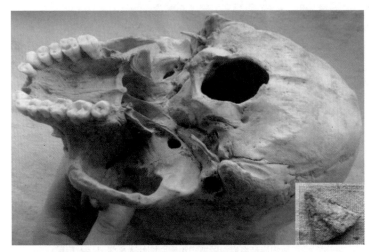

图 1.2　莫呼查汗墓地 IM 126 箭伤及箭镞（引自《新疆干尸和改形颅》，第 142 页）

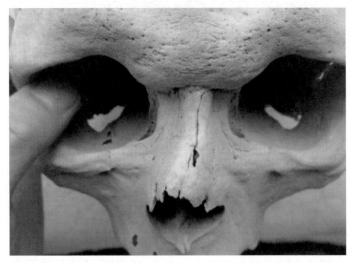

图 1.3　莫呼查汗墓地 IM 64 鼻骨骨折（引自《新疆干尸和改形颅》，第 142 页）

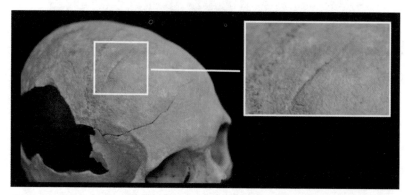

图 1.4　恰甫其海水库墓地 03TKQA15M73 锐器伤（引自《伊犁恰甫其海水库墓地出
　　　　 土颅骨人类学研究》，第 79 页）

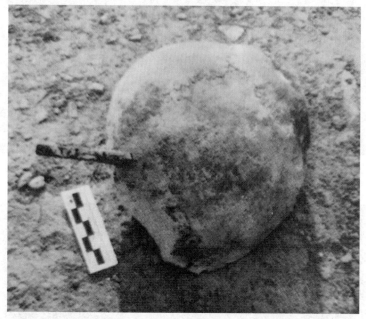

图 1.5　阿勒腾也木勒水库墓地 M77 颅骨箭伤（引自《丝绸之路·新疆古代文
　　　　 化（续）》，第 357 页）

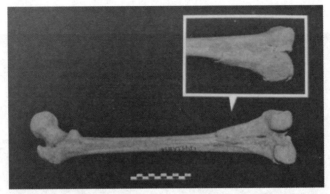

图 1.6 东黑沟墓地 93BYJHM 8 墓主骨折愈合痕迹（引自《青铜时代至早期铁器时代
新疆哈密地区古代人群的变迁与交流模式研究》，第 78 页）

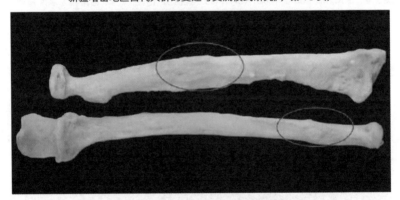

图 1.7 胜金店墓地 07TSM 3 左侧尺骨、桡骨远端骨折（引自《新疆吐鲁番胜金店墓
地人骨研究》，第 53 页）

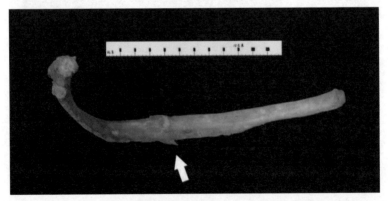

图 1.8 大鹿角湾墓地 M 66 右侧第七肋骨劈裂性骨折（引自《拂去黄沙》，第 281 页）

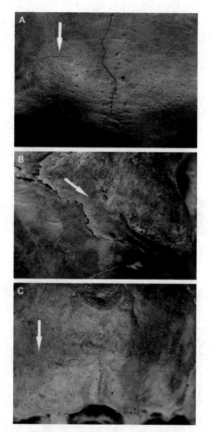

图 1.9　蒙古国西部 BTG-VI 墓地 T 13 割头皮证据
（引自 Xavier Jordana, 2009）

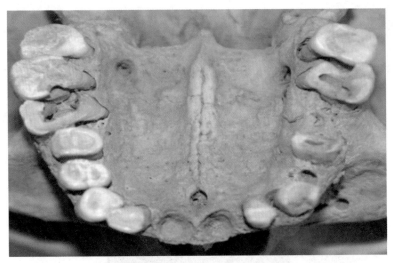

图2.1　萨恩萨伊墓地ⅡM9龋齿（《新疆干尸和改形颅》，第123页）

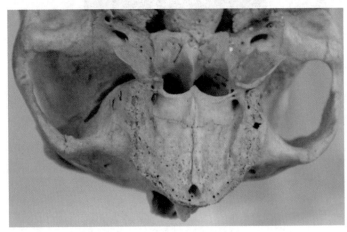

图2.2　莫呼查汗墓地ⅠM154牙齿生前脱落（引自《新疆干尸和改形颅》，第123页）

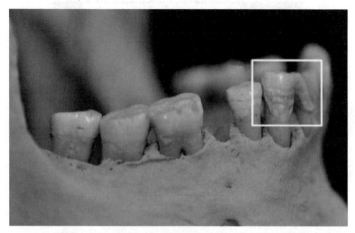

图 2.3 恰甫其海墓地 03TKQAM 45 牙周病（《伊犁恰甫其海水库墓地出土颅骨人类学研究》，第 75 页）

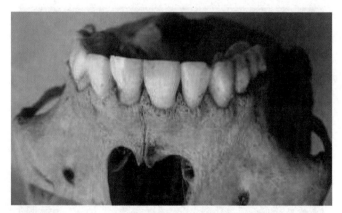

图 2.4 萨恩萨伊墓地 M 144 牙釉质发育不良（引自《新疆干尸和改形颅》，第 99 页）

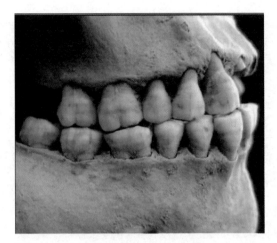

图 2.5　胜金店墓地 07TSM 18:C 斑釉齿（引自《新疆
吐鲁番胜金店墓地人骨研究》，第 51 页）

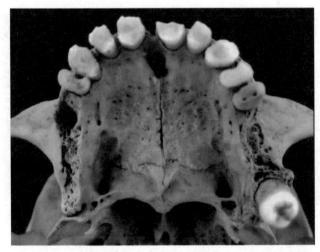

图 2.6　胜金店墓地 07TSM 4:A 牙齿过度磨耗（引自《新疆吐鲁番
胜金店墓地人骨研究》，第 46 页）

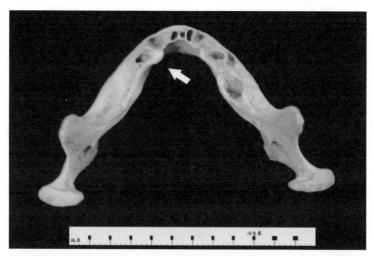

图2.7 沙湾县鹿角湾墓地M19颌骨骨疣（引自"新疆文物考古研究所年会"，
2016年）

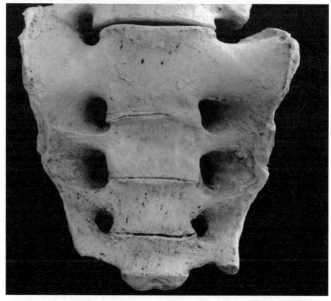

图3.1 胜金店墓地07TSM16:A骶椎腰化（引自《新疆吐鲁番胜金店
墓地人骨研究》，第59页）

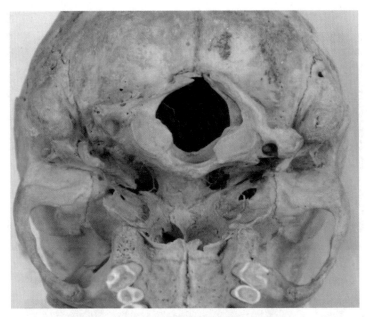

图 3.2　莫呼查汗墓地 IM157 寰椎枕化（引自《新疆干尸和改形颅》，第 109 页）

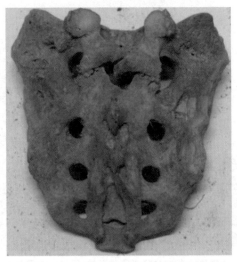

图 3.3　莫呼查汗墓地 M148 脊柱裂（引自《新疆干尸和改形颅》，第 112 页）

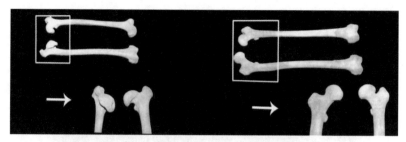

图 3.4　山口水库墓地 M55:1（左）与 M55:2（右）股骨头病变（引自《伊犁巩留县
山口水库墓地出土人骨研究》，第 76 页）

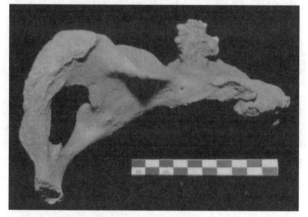

图 4.1　黑沟梁 93BYJHM4 良性肿瘤（引自《青铜时代至早期铁器时代新疆哈密地区
古代人群的变迁与交流模式研究》，第 83 页）

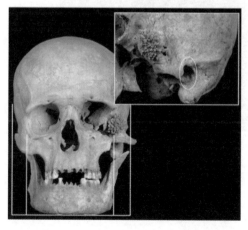

图 4.2　穷科克一号墓地骨肉瘤
（引自《新疆伊犁吉林台库区墓
葬人骨研究》，第 144 页）

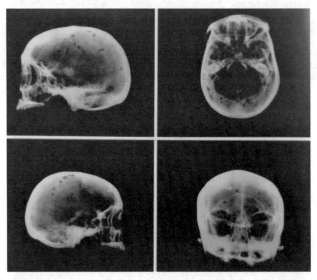

图4.3　洋海墓地 IIM 140:B 恶性骨髓瘤 X 光显像（引自《新疆洋海
墓地》，图版三三八）

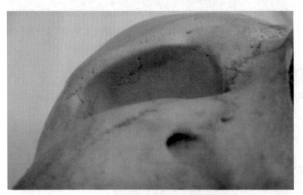

图5.1　莫呼查汗墓地 IIM 28 筛状眶顶板（引自《新疆莫呼查汗墓地》，第 382 页）

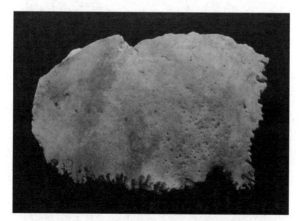

图 5.2　多岗墓地 M 216–2 顶骨（引自《拜城多岗墓地》，彩版九二）

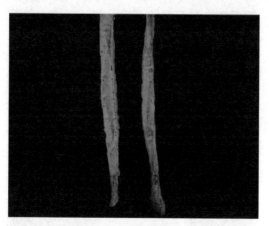

图 5.3　胜金店墓地未知编号氟骨病（引自《新疆吐鲁
番胜金店墓地人骨研究》，第 60 页）

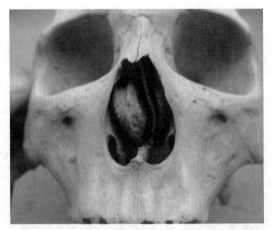

图 6.1　莫呼查汗墓地 Ⅱ M68 鼻甲肥大（引自《新疆莫呼查汗墓地》，第 381 页）

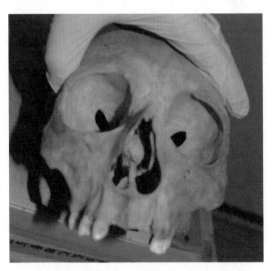

图 6.2　流水墓地 M26:4 鼻甲肥大（作者拍摄）

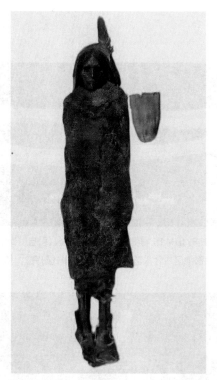

图 6.3　铁板河墓地 M 1 女尸（作者拍摄）

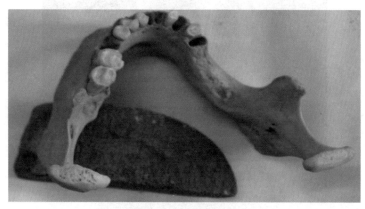

图 7.1　莫呼查汗墓地 M 49 下颌的退行性病变（引自《新
疆莫呼查汗墓地》，第 383 页）

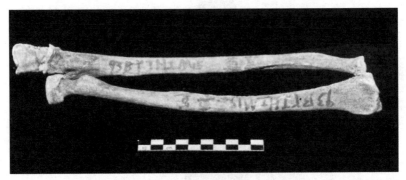

图 7.2　黑沟梁墓地 93BYJHM 15 右侧桡骨小头关节炎（引自《青铜时代至早期铁器时代新疆哈密地区古代人群的变迁与交流模式研究》，第 81 页）

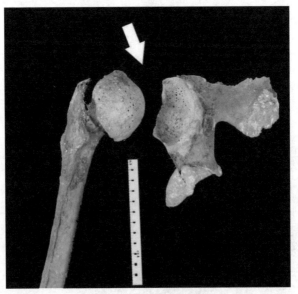

图 7.3　大鹿角湾墓地 M 37 右侧股骨头坏死（引自"新疆文物考古研究所年会"，2016 年）

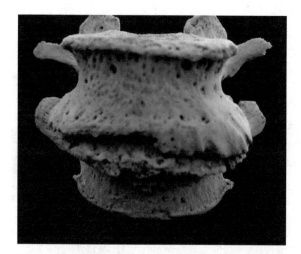

图 7.4 胜金店墓地 07TSM 7:A 脊柱关节炎（引自《新疆吐
鲁番胜金店墓地人骨研究》，第 58 页）

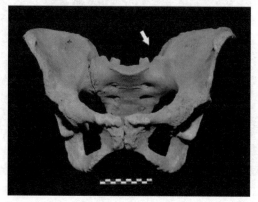

图 7.5 黑沟梁墓地 93BYJHM 11 强直性脊柱炎（引自《青铜时代至早期铁器时代新疆
哈密地区古代人群的变迁与交流模式研究》，第 75 页）

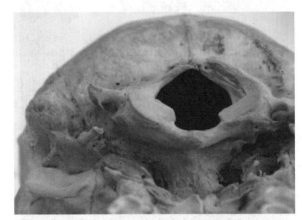

图 7.6　莫呼查汗墓地 IM 157 枕髁关节病变（引自《新疆莫呼查汗墓地》，第 385 页）

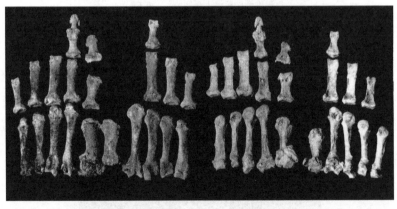

图 7.7　别特巴斯陶墓地 2003YNBM 19C 左手风湿性关节炎（引自《新疆伊犁吉林台库区墓葬人骨研究》，第 141 页）

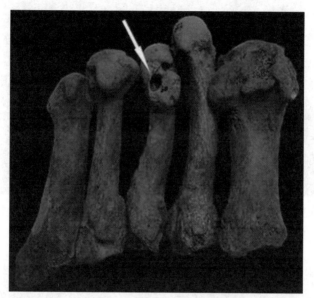

图 8.1 蒙古国西部 BTG-VI 墓地 T 11A 第三右跖骨急性骨髓炎迹象
（引自 Xavier Jordana, 2009）

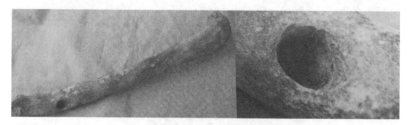

图 8.2 萨恩萨伊墓地 M 121 右胫骨瘘（引自《新疆干尸和改形颅》，第 114 页）

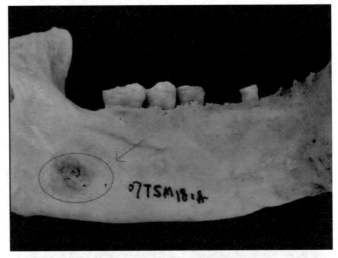

图 8.3 吐鲁番胜金店墓地 07TSM 18:A 下颌的化脓性感染（引自《新疆吐鲁番胜金店墓地人骨研究》，第 57 页）

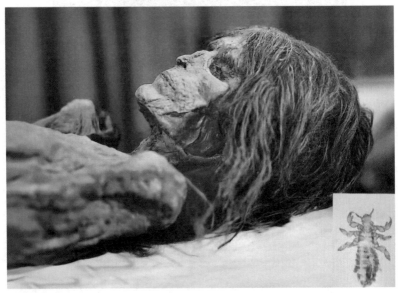

图 8.4 铁板河 M1 女尸及其寄生头虱（引自《新疆古尸》，第 47 页）

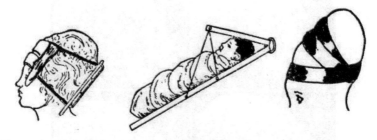

图 9.1　颅骨变形示意图：左为枕型，中为额枕型，右为环型（引自《公元前一千纪新
　　　　疆伊犁河谷墓葬的考古学研究》，第 182 页）

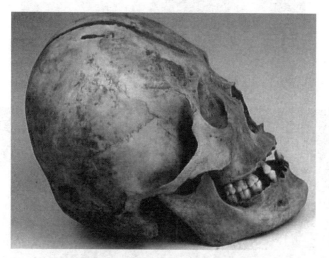

图 9.2　苏巴什西大寺塔墓 78KFM1 变形颅（引自《库车县苏巴什
　　　　古墓改形女颅的研究》，第 241 页）

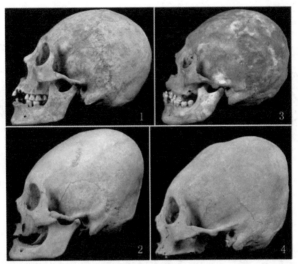

图 9.3 （1）奇仁托海 M 89，（2）阿克布早沟 M 47，（3）03YNJ 东 M 64，（4）奇仁托海 M 181（引自《新疆伊犁吉林台库区墓葬人骨研究》，第 124 页）

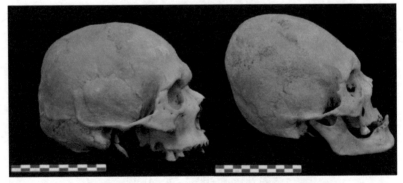

图 9.4 左为 03TKQA 15M 45 枕骨扁平变形，右为 03TKQYM 11 环型变形（引自《伊犁恰甫其海水库墓地出土颅骨人类学研究》，第 81 页）

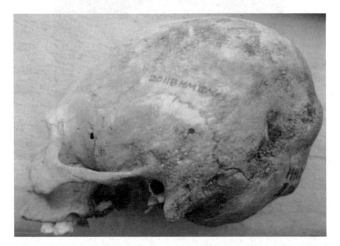

图 9.5　莫呼查汗墓地ⅡM63（引自《新疆莫呼查汗墓地》，第 386 页）

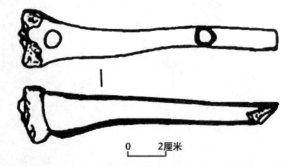

图 9.6　加勒克斯卡茵特 M146:1 导尿管（引自《公元前一千纪新疆伊犁河谷墓葬的考古学研究》，第 185 页）

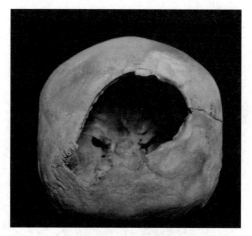

图 11.1　小河 5 号墓地 BM 26 钻孔头骨（引自"新
疆文物考古研究所年会"，2014 年）

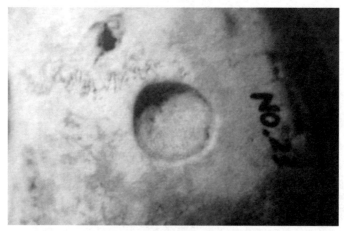

图 11.2　哈密焉布拉克墓地 M 5 穿孔头骨局部（引自《中国远古开颅术》，第 56 页）

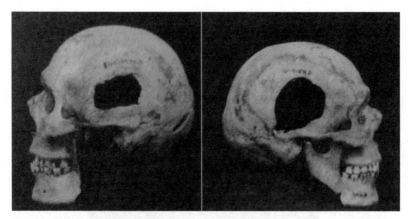

图 11.3 察吾乎沟 IV 号墓地 M154D 左、右侧头骨穿孔情况（引自《中国远古开颅术》，第 53 页）

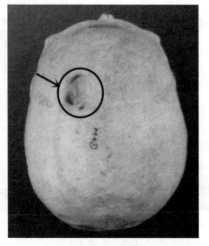

图 11.4 托克逊阿拉沟墓地 M4:5 未完成穿孔情况（引自《中国远古开颅术》，第 54 页）

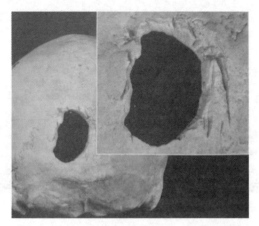

图 11.5 尼勒克县吉林台水库墓地出土穿孔头骨（引
自《新疆伊犁吉林台库区墓葬人骨研究》，第 117 页）

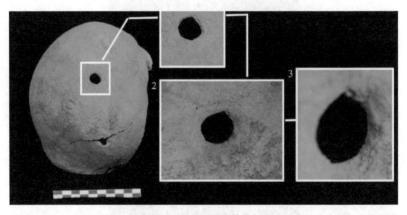

图 11.6 03TKQA15M15 颅骨穿孔（引自《伊犁恰甫其海水库墓地出土颅骨人类学研
究》，第 80 页）

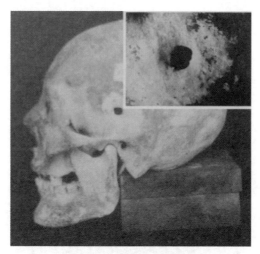

图 11.7　永昌西岗柴湾岗沙井文化 YSHM 15 穿孔头骨
（引自《中国远古开颅术》，第 42 页）

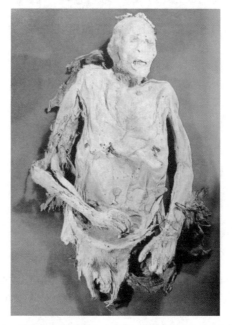

图 11.8　苏贝希三号墓地 M 3 干尸（《新疆古尸 —— 古代新疆
居民及其文化》，第 112 页）

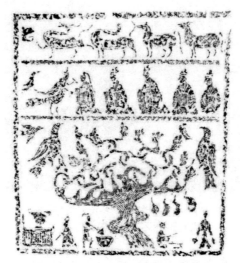

图 11.9　东汉"扁鹊行医图"拓片（引自《东方既白 —— 春秋战国文物大联展》，第 248 页）

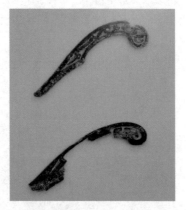

图 11.10　西汉刘胜墓出土青铜手术刀（引自《汉世雄风 —— 纪念满城汉墓考古发掘 50 周年特展》，第 240 页）

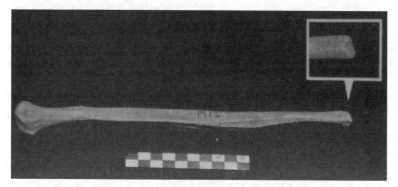

图 11.11　黑沟梁墓地 93BYJHM 12（引自《青铜时代至早期铁器时代新疆哈密地区古代人群的变迁与交流模式研究》，第 80 页）

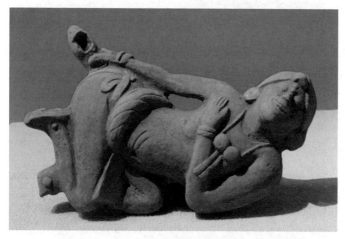

图 11.12　玛雅人使用注射器进行麻醉（作者拍摄）

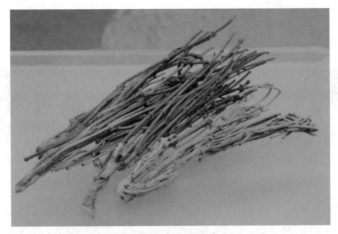

图 11.13　小河墓地出土麻黄枝（作者拍摄）

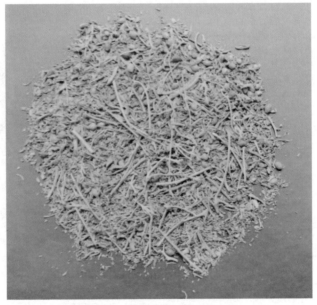

图 11.14　洋海墓地出土的大麻（《新疆洋海墓地》，图版三四一）

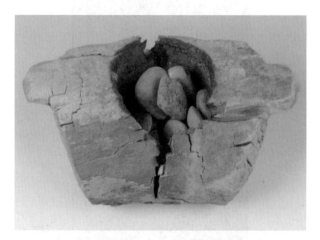

图 11.15　曲什曼墓地出土炙烧大麻的木钵（引自《帕米尔文明溯源》，第 61 页）

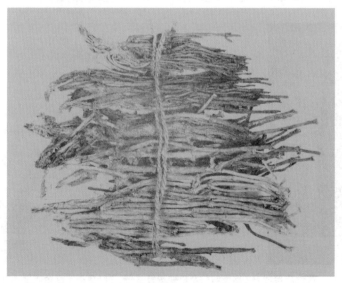

图 11.16　古墓沟墓地 M35 出土的麻黄（引自王炳华：《古墓沟》，第 136 页）

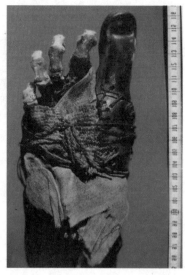

图 11.17 "格雷维尔大脚趾"(引自夏洛特·罗伯茨:《人类骨骼考古学》，第 210 页)

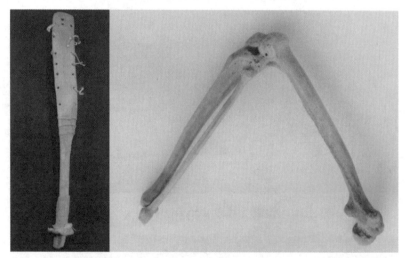

图 11.18 胜金店墓地 M2 出土假肢及病变腿骨(《新疆吐鲁番市胜金店墓地发掘简报》，第 47 页)

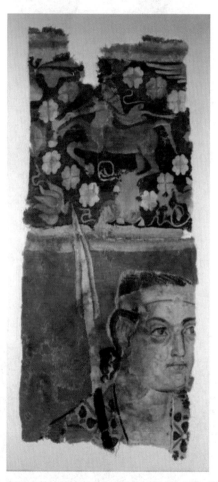

图 11.19　新疆山普拉墓地出土半人马神（基戎）织物（作者拍摄）

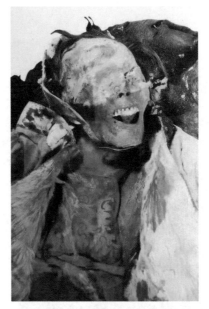

图 11.20　苏贝希三号墓地 M 25 男尸（引自《新疆古尸》，第 105 页）

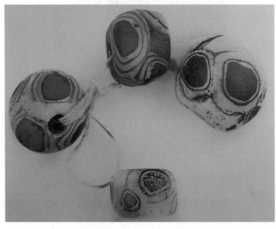

图 11.21　山普拉墓地出土蜻蜓眼玻璃珠（引自《中国新疆山普拉 —— 古代于阗文明的揭示与研究》，第 149 页）

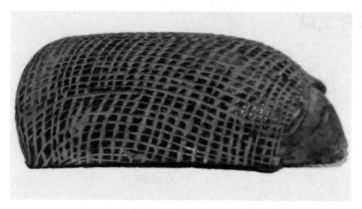

图 11.22　洋海墓地出土木刺猬（作者拍摄）

参考文献

一、中文文献

（一）专著

陈明：《中古医疗与外来文化》，北京大学出版社 2013 年版。

甘肃省文物考古研究所：《永昌西岗柴湾岗 —— 沙井文化墓葬发掘报告》，甘肃人民出版社 2001 年版。

郭物：《新疆史前晚期社会的考古学研究》，上海古籍出版社 2012 年版。

黄文弼：《塔里木盆地考古记》，科学出版社 1958 年版。

韩康信：《丝绸之路古代种族研究》，新疆人民出版社 2009 年版。

韩康信等：《中国远古开颅术》，复旦大学出版社 2007 年版。

韩康信：《民和阳山》，文物出版社 1990 年版。

河南省文物考古研究所：《郑州商城 —— 1953—1985 年考古发掘报告（上）》，文物出版社 2001 年版。

林梅村：《古道西风 —— 考古新发现所见中西文化交流》，生活·读书·新知三联书店 2000 年版。

林梅村：《丝绸之路考古十五讲》，北京大学出版社 2006 年版。

刘文锁：《丝绸之路 —— 内陆欧亚考古与历史》，兰州大学出版社 2010 年版。

刘学堂：《新疆史前宗教研究》，民族出版社 2009 年版。

李建民：《华佗隐藏的手术 —— 外科的中国医学史》，东大图书股份有限公司 2011 年版。

李肖：《考古所见古代新疆地区的东西方文明交流》，科学出版社 2020 年版。

刘国瑞、祁小山：《哈密古代文明》，新疆美术摄影出版社 1997 年版。

邵会秋：《新疆史前时期文化格局的演进及其与周邻文化的关系》，科学出版社 2018 年版。

马王堆汉墓帛书整理小组：《五十二病方》，文物出版社 1979 年版。

马雍：《西域史地文物丛考》，文物出版社 1990 年版。

孟凡人：《新疆考古与史地论集》，科学出版社 2000 年版。

孟凡人：《尼雅遗址与于阗史研究》，商务印书馆 2017 年版。

南京中医药大学编著：《中药大辞典》，上海科学技术出版社 2006 年版。

彭邦炯：《甲骨文医学资料释文考辨与研究》，人民卫生出版社 2008 年版。

潘其凤：《平洋墓葬》，文物出版社 1990 年版。

吴普：《吴普本草》，人民卫生出版社 1987 年版。

王炳华:《新疆古尸 —— 古代新疆居民及其文化》,新疆人民出版社 2002 年版。

王炳华:《西域考古论集》,中国人民大学出版社 2009 年版。

王炳华:《古墓沟》,新疆人民出版社 2014 年版。

王春法:《汉世雄风 —— 纪念满城汉墓考古发掘 50 周年特展》,北京时代华文书局 2019 年版。

王瑟:《拂去黄沙 —— 丝绸之路新疆段的历史印迹》,生活·读书·新知三联书店 2018 年版。

魏东:《青铜时代至早期铁器时代新疆哈密地区古代人群的变迁与交流模式研究》,科学出版社 2017 年版。

巫新华主编:《帕米尔文明溯源》,新疆人民出版社 2015 年版。

西安碑林博物馆:《西安碑林博物馆新藏墓志续编》,陕西师范大学出版社 2014 年版。

徐永庆、何惠琴:《中国古尸》,上海科技教育出版社 1996 年版。

薛宗正主编:《中国新疆古代社会生活史》,新疆人民出版社 1997 年版。

新疆文物考古研究所:《新疆萨恩萨伊墓地》,文物出版社 2013 年版。

新疆文物考古研究所:《新疆莫呼查汗墓地》,科学出版社 2016 年版。

新疆社会科学院考古研究所:《新疆考古三十年》,新疆人民出版社 1985 年版。

新疆文物考古研究所主编:《新疆文物考古新收获(1979—1989)》,新疆人民出版社 1995 年版。

新疆文物考古研究所主编:《新疆文物考古新收获续(1990—1996)》,新疆美术摄影出版社 1997 年版。

新疆文物考古研究所:《新疆察吾乎 —— 大型氏族墓地发掘报告》,东方出版社 1999 年版。

新疆维吾尔自治区地方志编纂委员会:《新疆通志》第 81 卷《文物志》,新疆人民出版社 2007 年版。

杨伯峻:《列子集释》,中华书局 1979 年版。

于赓哲:《唐代疾病、医疗史初探》,中国社会科学出版社 2011 年版。

余太山主编:《西域通史》,中州古籍出版社 1996 年版。

余太山:《两汉魏晋南北朝正史西域传研究》,中华书局 2003 年版。

余太山:《两汉魏晋南北朝正史西域传要注》,中华书局 2005 年版。

张林虎:《新疆伊犁吉林台库区墓葬人骨研究》,科学出版社 2016 年版。

张平:《龟兹文明 —— 龟兹史地考古研究》,中国人民大学出版社 2010 年版。

周连宽:《大唐西域记史地研究丛稿》,中华书局 1984 年版。

张双棣:《淮南子校译》,北京大学出版社 1997 年版。

中国社会科学院考古研究所等:《拜城多岗墓地》,文物出版社 2014 年版。

中国社会科学院考古研究所编:《考古工作手册》,文物出版社 1982 年版。

中日共同尼雅遗迹学术考察队:《中日共同尼雅遗迹学术调查报告书(第二卷)》,真阳社 1999 年版。

(二)译著

A. H. 丹尼、V. M. 马松:《中亚文明史》第一卷,芮传明译,中国对外翻译出版公司、联合国教科文组织 2002 年版。

阿尔图罗·卡斯蒂廖尼:《医学史》,程之范、甄橙主译,译林出版社 2013 年版。

埃里克·H. 克莱因:《文明的崩塌:公元前 1177 年的地中海世界》,贾磊译,中信出版集团 2018 年版。

芭芭拉·A. 萨默维尔:《古代美索不达米亚诸帝国》,李红燕译,商务印书馆 2017 年版。

伯恩特·卡尔格-德克尔：《医药文化史》，姚燕、周惠译，盛望平校，生活·读书·新知三联出版社 2004 年版。

布莱恩·费根：《耶鲁古文明发现史》，刘海翔、甘露译，人民日报出版社 2020 年版。

保罗·G. 巴恩：《骨文 —— 讲述人类遗骸背后的考古故事》，张全超、夏文静译，科学出版社 2017 年版。

保罗·克里瓦切克：《巴比伦：美索不达米亚的诞生》，陈沅译，社会科学文献出版社 2020 年版。

戴尔·布朗：《安纳托利亚 —— 文化繁盛之地》，王淑芳等译，华夏出版社 2004 年版。

格雷戈里·柯克伦、亨利·哈本丁：《一万年的爆发 —— 文明如何加速人类进化》，彭李菁译，中信出版集团 2017 年版。

加里·J. 肖：《埃及神话》，袁指挥译，民主与建设出版社 2018 年版。

贾利尔·杜斯特哈赫选编：《阿维斯塔 —— 琐罗亚斯德教圣书》，元文琪译，商务印书馆 2005 年版。

凯特·凯利：《医学史话 —— 早期文明：史前至公元 500 年》，蔡和兵译，上海科学技术文献出版社 2015 年版。

洛伊斯·N. 玛格纳：《医学史》，刘学礼主译，上海人民出版社 2009 年版。

罗伯特·L. 凯利：《第五次开始 —— 600 万年的人类历史如何预示我们的未来》，徐坚译，中信出版集团 2018 年版。

罗伯特·曼恩、大卫·亨特：《骨骼疾病图谱 —— 人类骨骼病理与正常变异指南》（第三版），张全超、秦彦国译，孙洋校，科学出版社 2020 年版。

米夏埃尔·比尔冈：《古代波斯诸帝国》，李铁匠译，商务印书馆 2015 年版。

玛丽·道布森，《疾病图文史：影响世界历史的 7000 年》，苏静静译，金城出版社 2016 年版。

普林尼：《自然史》，李铁匠译，上海三联书店 2018 年版。

皮特·S. 昂加尔：《进化的咬痕：牙齿、饮食与人类起源的故事》，韩亮译，新世界出版社 2019 年版。

史蒂夫·帕克：《DK 医学史：从巫术、针灸到基因编辑》，李虎译，中信出版集团 2019 年版。

薇姬·莱昂：《西方古代科学与信仰趣事杂谈》，贾磊译，山东画报出版社 2014 年版。

温迪·克里斯坦森：《古代埃及帝国》，郭子林译，商务印书馆 2019 年版。

威廉·麦克尼尔：《瘟疫与人》，余新忠、毕会成译，中信出版集团 2018 年版。

希波克拉底：《希波克拉底文集》，赵洪钧、武鹏译，徐维廉、马堪温校，安徽科学技术出版社 1990 年版。

希罗多德：《历史》，王以铸译，商务印书馆 1997 年版。

夏洛特·罗伯茨：《疾病考古学》，张桦译，山东画报出版社 2010 年版。

谢尔登·沃茨：《世界历史上的疾病与医学》，张炜译，商务印书馆 2017 年版。

（三）论文

曹浩然等：《呼图壁县石门子墓地人骨研究报告》，《新疆文物》2013 年第 2 期。

陈星灿：《中国古代的剥头皮风俗及其他》，《文物》2000 年第 1 期。

陈靓、熊建雪：《托克逊县鱼儿沟墓地 M1 出土人骨的生物考古学研究》，《新疆文物》2015 年第 2 期。

陈靓：《新疆尉犁县营盘墓地古人骨的研究》，载吉林大学边疆考古中心：《边疆考古研究》（第 1 辑），科学出版社 2002 年版。

付滨、孟琳、高常柏：《从疾病演变史探"伤寒"原义》，《河南中医》2007 年第 5 期。

付昶、胡兴军、王博：《哈巴河县阿依托汗一号墓群 M22 出土人骨研究》，《新疆文物》2016年第 2 期。

固始县侯固堆大墓侯固堆发掘领导小组：《固始县侯固堆大墓发掘结束》，《河南文物通讯》1997 年第 3 期。

韩康信：《新疆古代居民的种族人类学研究和维吾尔族的体质特征》，《西域研究》1991 年第2 期。

韩康信：《新疆哈密焉布拉克古墓人骨种系成分之研究》，《考古学报》1990 年第 3 期。

河南省博物馆：《郑州商城遗址内发现商代夯土台基和奴隶头骨》，《文物》1974 年第 9 期。

河北省博物馆台西发掘小组、河北省文管处台西发掘小组：《河北藁城县台西村商代遗址 1973年的重要发现》，《文物》1974 年第 8 期。

何毓灵：《殷墟花园庄东地 M54 墓主再研究》，载中国社会科学院考古研究所：《三代考古》，科学出版社 2013 年版。

江苏省文物考古队：《江苏吴江梅堰新石器时代遗址》，《考古》1963 年 6 期。

克劳斯·埃尔迪：《从北方蛮人（公元前 8 世纪）和匈奴墓葬看古代匈牙利人的葬俗》，贾衣肯译，《西北民族研究》2002 年第 3 期。

柯曼红、孙建中：《西安半坡遗址的古植被与古气候》，《考古》1990 年第 1 期。

吕恩国：《吐鲁番史前考古的新进展》，载新疆社会科学院：《新疆历史与文化》，新疆人民出版社 2006 年版。

吕恩国：《论颅骨穿孔和变形》，《新疆文物》1993 年第 1 期。

吕恩国等：《洋海墓地分期与断代研究》，《吐鲁番学研究》2017 年第 1 期。

梁永宣：《日本出土刻有"西州续命汤"的木简》，《中华医史杂志》2007 年第 4 期。

李志丹：《新疆吐鲁番胜金店墓地人骨研究》，硕士学位论文，吉林大学，2015 年。

林梅村：《麻沸散与汉代方术之外来因素》，载王元化：《学术集林》卷十，远东出版社 1997年版。

刘武等：《新疆及内蒙古地区青铜时代——铁器时代居民牙齿磨耗及健康状况的分析》，《人类学报》2005 年第 1 期。

马青云等：《新疆洋海古代麻黄的化学成分研究》，《安徽农业科学》2012 年第 12 期。

米夏艾勒·舒勒茨等：《新疆于田县流水墓地 26 号墓出土人骨的古病理学和人类学初步研究》，《考古》2008 年第 3 期。

聂颖、阮秋荣、朱泓：《伊犁巩留县山口水库墓地出土人骨研究》，《新疆文物》2018 年第 3、4 期合刊。

聂颖：《伊犁恰甫其海水库墓地出土颅骨人类学研究》，硕士学位论文，吉林大学，2014 年。

聂颖、阿力甫江·尼亚孜、朱泓：《和布克赛尔县 219 国道松树沟墓地出土人骨鉴定与初步分析》，《新疆文物》2018 年第 1、2 期合刊。

邵兴、周王博：《新源县渔塘古墓三具改形女颅的研究》，《新疆医学院学报》1991 年第 2 期。

孙海波：《从卞家山遗址出土的头盖骨谈头盖杯风俗以及与猎头风俗的关系》，《史前研究》2006 年第 1 期。

唐莉霞：《哈萨克族摇床及其人类学解读》，《贵州民族研究》2014 年第 12 期。

吐鲁番学研究院等：《吐鲁番加依墓地发掘简报》，《吐鲁番学研究》2014 年第 1 期。

吐鲁番学研究院：《新疆吐鲁番市胜金店墓地发掘简报》，《考古》2013 年第 2 期。

吐鲁番学研究院：《新疆吐鲁番胜金店墓地 2 号墓发掘简报》，《文物》2013 年第 3 期。

吐鲁番学研究院、新疆文物考古研究所：《新疆鄯善洋海墓地发掘报告》，《考古学报》2011

年第 1 期。

柯曼红、孙建中：《西安半坡遗址的古植被与古气候》，《考古》1990 年第 1 期。

孙永刚等：《内蒙古二道井子遗址 2009 年度浮选结果分析报告》，《农业考古》2014 年第 6 期。

王博、傅明方：《库车县苏巴什古墓改形女颅的研究》，载龟兹研究院：《龟兹学研究》（第三辑），新疆大学出版社 2008 年版。

王博：《扎滚鲁克人改形颅骨及相关问题的分析》，《吐鲁番学研究》2003 年第 1 期。

王纪潮：《中国古代萨满昏迷中的药物问题》，《自然科学史研究》2005 年第 1 期。

王兴伊：《张家界古人堤出土木牍“治赤穀方”源自西域乌孙考》，《图书馆杂志》2018 年第 10 期。

王兴伊：《“麻黄”药用及文化遗存考辨》，《中医药文化》2018 年第 1 期。

王兴伊：《两张简牍医方与月氏迁徙及“麻黄”传布考》，《中医药文化》2020 年第 2 期。

王兴伊：《瘟疫与丝路贸易 —— 以东汉末年大瘟疫“伤寒”为中心》，载张勇安：《医疗社会史研究》第九辑，社会科学文献出版社 2020 年版。

魏东等：《新疆哈密黑沟梁墓地出土人骨的创伤、病理及异常形态研究》，《人类学学报》2012 年 5 月第 31 卷第 2 期。

吴汝康：《也谈〈食人之风〉》，《化石》1979 年第 3 期。

西北师范学院植物研究所等：《甘肃东乡林家马家窑文化遗址出土的稷与大麻》，《考古》1984 年第 7 期。

夏雷鸣：《古楼兰人对生态环境的适应 —— 罗布泊地区墓葬麻黄的文化思考》，《新疆师范大学学报（哲学社会科学版）》1997 年第 1 期。

新疆文物考古研究所等：《鄯善县苏贝希墓群三号墓地》，《新疆文物》1994 年第 2 期。

新疆文物考古研究所等：《鄯善县洋海一号墓地发掘简报》，《新疆文物》2004 年第 1 期。

新疆文物考古研究所：《哈密五堡墓地 151、152 号墓葬》，《新疆文物》1992 年第 3 期。

新疆文物考古研究所：《2002 年小河墓地考古调查与发掘报告》，《新疆文物》2003 年第 2 期。

新疆文物考古研究所：《2002 年小河墓地考古调查与发掘报告》，载吉林大学边疆考古中心：《边疆考古研究》第 3 辑，科学出版社 2005 年版。

新疆文物考古研究所：《罗布泊小河墓地考古发掘的重要收获》，《吐鲁番学研究》2005 年第 1 期。

新疆文物考古研究所：《2003 年罗布泊小河墓地发掘简报》，《新疆文物》2007 年第 1 期。

新疆文物考古研究所：《新疆罗布泊小河墓地 2003 年发掘简报》，《文物》2007 年第 10 期。

新疆社会科学院考古研究所：《阿拉沟竖穴木椁墓发掘简报》，《文物》1981 年第 1 期。

新疆文物考古研究所小河考古队：《罗布泊小河墓地考古发掘的重要收获》，《吐鲁番学研究》2005 年第 1 期。

新疆文物考古研究所：《1993 年乌鲁木齐柴窝堡墓葬发掘报告》，《新疆文物》1998 年第 3 期。

新疆文物考古研究所：《和硕县红山沟遗址考古发掘报告》，《新疆文物》2016 年第 2 期。

于赓哲：《被怀疑的华佗 —— 中国古代外科手术的历史轨迹》，《清华大学学报（哲学社会科学版）》2009 年第 1 期。

尉苗等：《甘肃西山遗址早期秦人的饮食与口腔卫生》，《人类学报》2009 年第 4 期。

于建军：《艾斯克霞尔墓地初步研究》，《新疆文物》2003 年第 1 期。

叶瑶：《新疆考古发现的头骨穿孔现象》，硕士学位论文，中央民族大学，2015 年。

严文明：《涧沟的头盖杯和剥头皮风俗》，《考古与文物》1982 年第 2 期。

中国社会科学院考古研究所新疆工作队：《新疆塔什库尔干吉尔赞喀勒墓地发掘报告》，《考古学报》2015 年第 2 期。

中国社会科学院考古研究所新疆工作队等：《新疆塔什库尔干吉尔赞喀勒墓地 2014 年发掘报告》，《考古学报》2017 年第 4 期。

中国社科院新疆队等：《新疆和静县察吾乎沟口三号墓地发掘简报》，《考古》1999 年第 10 期。

钟华等：《陕西省蓝田县新街遗址炭化植物遗存研究》，《南方文物》2015 年第 3 期。

张林虎：《新疆伊犁吉林台库区墓葬人骨研究》，博士学位论文，吉林大学，2010 年。

张林虎、朱泓：《新疆鄯善洋海青铜时代居民颅骨创伤研究》，载吉林大学边疆考古中心：《边疆考古研究》（第 8 辑），科学出版社 2009 年版。

张玉忠：《天山阿拉沟考古学考察与研究》，《西北史地》1987 年第 3 期。

张玉忠：《伊犁河谷土墩墓的发现与研究》，《新疆文物》1989 年第 3 期。

张雯欣：《新疆吐鲁番加依墓地青铜—早期铁器时代居民牙齿磨耗研究》，硕士学位论文，吉林大学，2018 年。

周晓明：《新疆尼勒克县加勒格斯哈音特和铁木里克沟口墓地考古发掘成果简述》，《西域研究》2004 年第 4 期。

钟依研：《西汉刘胜墓出土的医疗器具》，《考古》1972 年第 3 期。

二、外文文献

（一）专著

A. C. Aufderheide and C. Rodríguez-Martín, *The Cambridge Encyclopaedia of Human Paleopathology*, Cambridge: Cambridge University Press, 1998.

C. S. Larsen, *Bioarchaeology: Interpreting Behavior from the Human Skeleton*, Cambridge: Cambridge University Press, 1997.

D. Ortner and W. J. Putschar, *Identification of Pathological Conditions in Human Skeletal Remains*, Washington: Smithsonian Institution Press, 1981.

E. Barnes, *Developmental Defects of the Axial Skeleton in Palaeopathology*, Boulder, Colorado: University Press of Colorado, 1994.

F. Bergman, *Archaeological Researches in Sinkiang, Especially the Lop-nor Region*, Stockholm: Bokförlags Aktiebolaget Thule, 1939.

J. P. Mallory, *In Search of the Indo-European: Language, Archaeology and Myth*, London: Thames and Hudson, 1989.

J. Rogers, *The Palaeopathology of Joint Disease, Human Osteology in Archaeology and Forensic Science*, London: Greenwich Medical Media, 2000.

K. A. R. Kennedy, *Skeletal Markers of Occupational Stress, Reconstruction of Life from the Skeleton*, New York: Alan Liss, 1989.

R. Arnott, S. Finger, and C. U. M. Smith (eds), *Trepanation: History, Discovery*, Theory, Lisse: Swets and Zeitlinger, 2003.

R. D. Jurmain, *Stories from the Skeleton: Behavioral Reconstruction in Human Osteology*, Amsterdam: Gordon and Breach Publishers, 1999.

S. Hillson, *Teeth*, Cambridge: Cambridge University Press, 1986.

S. L. Rudenko, translated by M. W. Thompson, *Frozen Tombs of Siberia, the Pazyryk Burials of Iron*

Age Horsemen, Berkeley and Los Angles: University of California Press, 1970.

W. Bonser, *Medical Background to Anglo-Saxon England*, London: Wellcome Institute, 1963.

（二）论文

B. R. Huber, R. Anderson, "Bonesetters and Curers in a Mexican Community: Conceptual Models, Status and Gender," *Med. Anthrop* (17), 1995.

C. L. Short, "The Antiquity of Rheumatoid Arthritis," *Arthritis and Rheumatism* 17(3), 1974.

D. Morse, et al., "Prehistoric Multiple Myeloma, Bull," *New York Acad. Med* (54), 1974.

E. M. Murphy, et al., "Prehistoric Old World Scalping: New Case from the Cemetery of Aymyrlyg," *Am. Archaeology* (106), 2002.

Ekaterina A. Pechenkina, Robert A. Benfer, Jr., Wang Zhijun, "Diet and Health Changes at the End of the Chinese Neolithic: The Yangshao/Longshan Transition in Shaanxi Province," *American Journal of Physical Anthropology* (117), 2002.

Elisa Guerra-Doce, "The Origins of Inebriation: Archaeological Evidence of the Consumption of Fermented Beverages and Drugs in Prehistoric Eurasia," *Journal of Archaeological Method & Theory*, Sep 2015, Vol. 22 Issue 3.

G. A. Carroll, "Traditional Medical Cures along the Yukon," *Alaska Medicine* (14), 1972.

G. D. Richards, "Brief Communication: Earliest Cranial Surgery in North America," *Am. J. Phys. Anthrop* (98), 1995.

G. Elliot-Smith, "The Most Ancient Splints," *Br Med. J.* (1), 1908.

Huan Liu, Xiaofei Tian, et al., "The Discovery of Artemisia Annua L. in the Shengjindian Cemetery, Xinjiang, China and Its Implications for Early Uses of Traditional Chinese Herbal Medicine Qinghao," *Journal of Ethnopharmacology* (146), 2013.

J. Black, "A Stitch in Time: 1: The History of Sutures," *Nursing Times* (78), 1982.

J. Lietava, "Medicinal-plants in a Middle Paleolithic Grave Shanidar-IV," *J. Ethnopharmacol*, vol. 35, no. 2, 1992.

Jiang Hong-en, et al., "A New Insight into Cannabis Sativa (Cannabaceae) Utilization from 2500-year-old Yanghai Tombs, Xinjiang, China," *Journal of Ethnopharmacology* (108), 2006.

Jiang Hongen, et al., "Ancient Cannab is Burial Shroud in a Central Eurasian Cemetery," *Economic Botany* 70 (3), 2016.

Jianghongen, et al., "Ancient Plant Use at the Site of Yuergou, Xinjiang, China: Implications from Desiccated and Charred Plant Remains," *Vegetation History and Archaeobotany* 22(2), 2013.

K. P. Oakley, et al., "Contributions on Trepanning or Trephination in Ancient and Modern Time," *Man* (59), 1959.

L. M. Schell, "Culture as Stressor: A Revised Model of Biocultural Interaction," *Am. Phys. Anthrop* (102), 1997.

M. A. Huffman, "Current Evidence for Self-medication in Primates: A Multidisciplinary Perspective," *Yearbook of Phys. Anthrop* (40), 1997.

M. D. Merlin, "Archaeological Evidence for the Tradition of Psychoactive Plant Use in the Old World," *Economic Botany*, vol. 57, No. 3 (Autumn, 2003).

M. Judd, "Ancient Injury Recidivism: An Example from the Kerma Period of Ancient Nubia,"

Osteoarchaeology (12), 2002.

Mingsi XIE, Yimin YANG, Binghua WANG, "Interdisciplinary Investigation on Ancient Ephedra Twigs From Gumugou Cemetery (3800b.p.) in Xinjiang Region, Northwest China," *Microscopy Research and Technique*, 2013.

N. C. Lovell, "Trauma Analysis in Palaeopathology," *Yearbook of Phys. Anthrop* (40), 1997.

P. C. Gerszten and E. Gerszten, "Intentional Cranial Deformation: A Disappearing form of Selfmutilation," *Neurosurgery* 37(3), 1995.

P. S. Bridges, "Vertebral Arthritis and Physical Activities in the Prehistoric United States," *Am. Phys. Anthrop* (93), 1994.

R. Fortuine, "Traditional Surgery among the Alaska Natives," *Alaska Medicine* (26), 1984.

R. G. H. Levers and A. I. Darling, "Continuing Eruption of some Adult Human Teeth of Ancient Populations," *Arch. Oral Biol.* 28(5), 1983.

R. Mariani-Costantini, et al., "New Light on Cranial Surgery in Ancient Rome," *Lancer* (355), 2000.

R. S. Karsh and J. D. McCarthy, "Archaeology and Arthritis," *Intern. Med* (105). 1960.

R. S. Solecki, I. Shanidar, "A Neanderthal Flower Burial in Northern Iraq," *Science*, vol. 190, no. 4217, 1975.

S. Mahidhassan, "Evolution of Ephedra as the Soma of Rigveda," *Ancient Science of Life*, 1982(2): 2.

S. Webb, "Two Possible Cases of Trephination from Australia," *Am. J. Phys. Anthrop* (75), 1988.

V. J. Derums, "Extensive Trepanation of the Skull in Ancient Latvia," *Bull Hist. Med.* (53), 1979.

V. James, et al., "The History and Development of Artificial Limbs," *Eng. Med.* 11(4), 1982.

Wakely, et al., "Case of a Malignant Tumour from Abingdon," *Archaeological Science* (25), 1998.

致　谢

　　拙作由博士后报告修改而成，是对前段工作的一个总结。对于在生活中挣扎的"青椒"，日子并不惬意。幸运的是，还能坚持自己热爱的学术。

　　感谢授业恩师刘文锁、朱竑、陈立柱教授长期以来对我的帮助，每至道路波折，他们总会提供帮助，让我回归初心，砥砺前行。另外感谢贾应逸、王博、巫新华与邱陵研究员，为本书的完成提供了有力的支持和帮助。

　　特别感谢博士后期间多有关照的黄剑、温士贤二位师兄，困难之际总能施以援手。还要感谢 Marcell（丰琳）、杨梦琪和昌迪的帮助，翻译了欧美及俄罗斯学界的理论方法与成果，让我深受启发。

　　最后感谢我的家人，提供了一个稳定而有力的后方。虽然一路艰辛，有你们陪伴，便是岁月静好。

2021 年 12 月 15 日于沁园